スマホ・携帯電話写真を用いた

「24時間食事思い出し法」
マニュアル

田中平三〔編〕

スマートフォン・携帯電話撮影写真を用いた
「24時間食事思い出し法」研究グループ

同文書院

執筆者

スマートフォン・携帯電話撮影写真を用いた「24時間食事思い出し法」研究グループ

旭　久美子（広島国際大学教授　医療栄養学部医療栄養学科）
髙橋　束生（東洋大学教授　食環境科学部健康栄養学科）
髙橋　博子
田中　弘之（東京家政学院大学教授　人間栄養学部人間栄養学科）
田中　平三（東京医科歯科大学名誉教授　元独立行政法人国立健康・栄養研究所理事長）
原島　恵美子（神奈川工科大学准教授　応用バイオ科学部栄養生命科学科）
松下　由実（国立国際医療研究センター　臨床研究センター　臨床研究推進部教育研修室長）
横山　徹爾（国立保健医療科学院部長　生涯健康研究部）

「実物大料理写真集」写真撮影者

全薬工業株式会社
　〒112-8650　東京都文京区大塚5-6-15
　写真撮影者：原田　英夫
　写真撮影協力者：吉澤　隆広
　　　　　　　　　　安立　　清, 新海　宏一, 須田　良和, 谷江　政夫, 藤川　幸子（元社員）

調理協力者

　一寸木　美代子, 西肥　悠里子, 野尻　健吾, 高梨　美穂, 山本　美和

食事調査協力者

猿倉　薫子（相模女子大学専任講師　栄養科学部健康栄養学科）
円谷　由子（相模女子大学准教授　栄養科学部管理栄養学科）
古田　雅（東邦大学医療センター大森病院　栄養部　栄養管理室室長）

神奈川工科大学応用バイオ科学部栄養生命科学科
芦澤　優喜, 藤嶋　英里子, 諸橋　史哉

桐生大学医療保健学部栄養学科
椛沢　理美, 金井　未友, 熊谷　静香, 高橋　由貴, 山口　美佳, 中嶋　愛美, 中澤　早紀,
鳥嶋　紀秀, 福島　美保子, 堀口　真彩

佐野日本大学短期大学
藤田　睦, 山崎　敬子

ま え が き

管理栄養士養成課程の学生，食事調査未経験の管理栄養士のために

　食事調査は，管理栄養士・栄養士にとって，必須のツールである。その中にあって，24時間食事思い出し法は，エネルギー，栄養素摂取量を評価できる"定量法"であり，国際的に最も繁用されている。しかし，この方法の最大の欠点は，調査対象者の記憶に依存していることである。人の記憶は記録に比べて信頼性が劣る。この欠点を，少しでも改善するために，対象者が過去24時間に摂取した料理，食品（食材），飲料物をスマートフォンまたは携帯電話のカメラで，対象者自身に撮影してもらうことにした。調査者（管理栄養士・管理栄養士養成課程の学生）が，この写真を見ながら，対象者に聞き取りを行う。

　対象者の摂取した「食品」は，「日本食品標準成分表2015年版（七訂）」に掲載されたものでないと，エネルギー，栄養素摂取量の計算ができない。また，写真と聞き取りとから，対象者が実際に摂取した「食品の重さ」を推測しなければならない。このためには，調査者は，食事調査を専門にする管理栄養士の指導，訓練を受けなければならない。

　現在，わが国で販売されている食事調査の本や実習書はないといっても言い過ぎではない。食事調査の概要は書かれているが，実際の調査の仕方は書かれていない。この本を読み，そして，読んだ後には，この本の「資料」のみを手元に置くだけで，食事調査を行えるようにした。本書を実習書として採用し，管理栄養士養成課程の学生あるいは管理栄養士に調査の要点を講義すれば，「食事調査は大丈夫」というレベルに達することを狙いとして，本書を執筆した。

　もし，この食事調査法が国内の各地に拡がり，データが蓄積されていくと，国際的にも通じることになり，先進国のお手本といわれている日本の食事が科学的に公認されることにもなる。さらに，集団レベルのみならず個人レベルでも"食事摂取基準"を適用することが可能となる。いずれも，読者の皆さんの双肩にかかっているのである。

　個人の，集団の栄養状態は，食事調査，身体計測値（BMI，腹囲など），血液生化学的検査，その他を総合的に評価しなければならない。これらの中で，食事調査は，最も重要であり，管理栄養士のみが実施できる方法である。しかし，非常な労力を要する。そこで，筆者等はAIソフト（医学の分野でいうと，画像診断をAIで行っているようなもの）を開発しようとしている。すなわち，本書の「資料3　食事調査票」と，当該被検者の全ての写真を数万例得ることになれば，AIソフトの開発ができるであろう。このAIソフトに写真のみを読影させると，瞬時に，エネルギー・栄養素摂取量を得ることができる。そうすれば，管理栄養士の本来の仕事である栄養教育，栄養指導に多くの時間をさくことができるようになるであろう。

　最後に，本書を推薦してくださった，一般社団法人 日本栄養学教育学会の中村丁次理事長をはじめとする理事，監事，幹事，会員の諸先生に謝意を表します。本書の刊行をお引き受けくださいました株式会社 同文書院宇野文博社長に感謝申し上げます。

2019年6月1日

スマートフォン・携帯電話撮影写真を用いた「24時間食事思い出し法」研究グループ一同

目　　次

はじめに　　　*1*

I　スマホ・携帯電話写真を用いた「24時間食事思い出し法」の
実施手順（概要）　　　*11*

II　「問診票」と「説明と同意」　　　*15*

III　「料理区分」と「料理」
「食事調査」の実際（その1）　　　*19*

IV　「食材」の推測
「食事調査」の実際（その2）　　　*23*

V　「食材」から「食品」へ
「食事調査」の実際（その3）　　　*37*

VI　「料理写真集」の写真のみから見た「食品の大きさ」と「食品の重さ」
「食事調査」の実際（その4）　　　*57*

VII　「残食の重さ」，そして「食品摂取量」
「食事調査」の実際（その5）　　　*79*

Ⅷ	調味料，油脂などについて 「食事調査」の実際（その６）	*85*
Ⅸ	エネルギー・栄養素摂取量の算出方法 「食事調査」の実際（その７）	*97*
Ⅹ	栄養指導について	*101*
Ⅺ	「食事調査」の実例 演習５（総仕上げ）	*105*

資料１	食事調査実施に当たっての配布資料	*128*
資料２	食事調査問診票	*134*
資料３	食事調査票	*136*
資料４	料理写真集の料理と食品の重量（2019年改訂版）	*140*
資料５	食事調査のための実物大料理写真集	別冊
資料６	「食品の重さ」推測のために 付表）目安量	*153*

はじめに

はじめに

1. 食事調査法の概要

　人の栄養状態は，身体計測値，血液生化学的検査，食事調査，臨床医学的所見（身体診察結果）などを総合的に評価しなければならない。この中で，食事調査は，管理栄養士が行うべきもので，他の職種の人は実施できない。管理栄養士や管理栄養士養成課程の学生は，少なくとも，下記の栄養状態を評価する指標を習得しておかなければならない。

人の栄養状態を評価するには……

1．身体計測値
　　①重要項目：身長。体重。BMI＝（体重 kg）／（身長 m）^{2}。腹囲。
　　②その他：皮下脂肪厚（上腕三頭筋部，肩甲骨下部）。上腕周囲。除脂肪体重，体脂肪率。BIA（bioelectrical impedance analysis。生体電気インピーダンス法）。

2．血液・尿生化学的検査
　　①重要項目：血清アルブミン。血清総たん白。
　　②その他：総リンパ球数。RTP（rapid turnover protein。血清トランスフェリン，血清トランスサイレチン＝プレアルブミン，血清レチノール結合たん白）。血清総コレステロール（または LDL-コレステロール）。尿中・血漿 3-メチル ヒスチジン。24時間尿中ナトリウム排泄量。

3．食事調査
　　ここでは，食事調査法の概要を述べているので，詳細については，下記の本，その他を参考にする。
　　①日本栄養改善学会監修『食事調査マニュアル　はじめの一歩から実践・応用まで　第3版』南山堂，2016
　　②田中平三監訳（Walter Willett 原著：Nutritional Epidemiology, 2nd Edition）『食事調査のすべて―栄養疫学　第2版』第一出版，2003

4．臨床医学的所見
　　①BMI により，体重減少（るいそう），体重増加（肥満）を評価する。
　　②食事摂取と身体活動（特に運動）の状況に加えて，医師の監督・指導のもとに，浮腫（むくみ），筋肉の発達，体型，体毛，色素沈着，皮膚乾燥，視力・視野障害，月経異常などの情報を収集する。あるいは医師から得る。
　　③体重減少に関する情報：健常時の体重の値。いつから減少したか。自覚症状（貧血，腹痛，動悸，口渇など）。徴候（下痢，嘔吐，発熱，多尿，振せん，月経異常など）。食事摂取量の減少（食欲不振・特に神経性食欲不振症など精神症状との関連，咀嚼嚥下障害，口腔疾患，消化器疾患，その他）。消化吸収障害（下痢，消化管の切除術など）。食欲があるのに

2

体重減少をきたす疾患（糖尿病，甲状腺機能亢進症，褐色細胞腫など）。がん。その他（高齢者世帯，災害などの社会経済的条件も重要である）。

④体重増加に関する情報：エネルギー摂取量と消費量（身体活動度）のバランスによる肥満は，いわゆる肥満で，原発性肥満と呼ばれている。糖尿病，高血圧，脂質代謝異常，そして虚血性心疾患（心筋梗塞，狭心症など），脳卒中などを合併する。なんらかの原因疾患による肥満は，二次性肥満という。内分泌性（クッシング症候群など），遺伝性，視床下部性などがある。そして，薬物性（向精神病薬，副腎皮質ホルモン薬など）にも留意する。管理栄養士・管理栄養士養成課程の学生は，二次性肥満のことも念頭に入れておかなければならない。

食事調査法の概要

食事調査法は，大きく二つに分類できる。

食歴法（dietary history）：24時間前の食事であれ，50歳代の人が20歳代だった時における食事であれ，過去の食事摂取状況を調査する方法を食歴法（dietary history）という。24時間食事思い出し法，食物（食品）摂取頻度調査法，遠い過去の食事の思い出し，質問票などであるいは問診の際に最近の食習慣を簡単に聞く方法（栄養スクリーニング）などである。

食事記録法（food record method）：ある特定の日の（または複数日の）食事を記録する方法を食事記録法という。原則として，対象者に摂取した食品とその量の記録を依頼する。その他，秤量法，陰膳法，国民健康・栄養調査の方法なども食事記録法の範疇に入る。

以下，主要な食事調査方法について概要を述べる。

1．24時間食事思い出し法

世界中で最も頻繁に使用されている定量の食事調査法である。管理栄養士・管理栄養士養成課程の学生（以下，単に学生という）は，この方法を駆使できなければならないし，調査の実施を嫌がってはならない。

この本で学ぶスマホ・携帯電話写真を用いた「24時間食事思い出し法」から，料理あるいは食品の写真撮影を除いたものである。すなわち写真なしで対象者からの聞き取りのみで実施する。

ある特定の日あるいはそれ以上の日数について，ある個人が実際に摂取した食品とその量を調査者が聞き取る方法である。聞き取りは面接による。電話で聞き取ることもある。調査直前に摂取された食制からひるがえって，あるいは24時間前から調査直前までの24時間以内に摂取したものを，順次，聞いていく。食材あるいは食品は対象者の申告に依存する。いうまでもないが，食品は「日本食品標準成分表2015年版（七訂）」（以下，「成分表（七訂）」）に掲載されたものでなければならないので，対象者の申告する食材ないし食品を「成分表（七訂）」の食品のいずれかに当てはめなければならない。摂取量の推測には，先ず，ポーショ

> **食制**
> 食制とは，朝食，昼食，夕食に加え，間食（朝食と昼食の間に飲食したもの，昼食と夕食の間に飲食したものなど），夜食などをいう。

ンサイズ（大きさ）を聞き，それを重さgに換算する。この際，資料5の「食事調査のための実物大料理写真集」（別冊）が有用である。例えば，対象者が中茶碗1杯と答えた場合，資料5「料理写真集」のめし①～④だけでなく，めし⑤⑥も見せ，どの大きさの茶碗か，盛り方はどのくらいかを聞いて，重さgを推測する。めし①だけを見せると，対象者は，通常，それを回答してしまうので，複数個の写真を見せなければならない。その他の料理，食品の場合も資料5「料理写真集」を利用する。

　エネルギー摂取量，栄養素摂取量の絶対値を得ることができるのが長所である。しかし，調査日がある特定の日だけであると，個人の習慣的な摂取量あるいは平均的な摂取量を見ることはできない。個人の平均的な摂取量を見るには，例えば，1人当たり12か月間に6回，あるいは四季ごと3～4回，計12～16回/年実施しなければならないとされている。仮に，この日数（回数）のエネルギー・栄養素摂取量の平均値が“真の摂取量”とし，その±10％以内に入る調査日数を調べた報告がある。それらによると，エネルギーは10日～2週間，たんぱく質2～3週間，脂質1～2か月間，ナトリウム1か月間，ビタミンの多くは1年以上などとなっている。これほどの調査日数は，実際には実施できない。科学的根拠は明確ではないが，少なくとも非連続の2日間か連続3日間実施しなければならない。そうすると食事摂取基準を利用できる。しかし，現実的には，1日間の調査しかできないので，集団の標本を対象にして実施し，その平均値を集団間で比較する。

　対象者が申告する，いかなる料理・食品，その組み合わせ，加工食品，調理法，外食などにも対応できるので，自由回答形式（open-ended format）と呼ばれている。

　人の記憶に頼っているので，食べた食品を忘れていることや，逆に，その日に食べていないのに食べたということがある。スナック，飲み物，デザートなども，そして，そのおかわりも忘れられていることが少なくない。

　なお，スマホ・携帯電話写真を用いた「24時間食事思い出し法」は，この欠点を是正する方法である。撮影忘れはあるかもしれないが……。

　事前に食事調査の実施を話し，説明と同意を得るので，その日は平常と異なり，豪華な食事をする人がある。以前，24時間食事思い出し法の調査を受けたことのある人や，どんなものであれ，調査を嫌う人は，調査が面倒なことから，逆に，普段よりも簡素な食事をすることがあるので，普段の，平常の食事を摂取することをいっておく。あるいは不意打ちに実施する。

　調査者は，24時間食事思い出し法の訓練を受け，習熟しておかなければならない。

2．食事記録法
　食事秤量法は，食事調査法のゴールドスタンダードである。その詳細は，「2．妥当性研究における食事秤量法の概要」で記述する。ここでは，食事記録法の概要を述べる。

1．食事調査法の概要

　1日あるいは2日間以上にわたって摂取した料理，食品・飲料，摂取量を，対象者（調理をした人が，家族の誰かの記録を行う場合もある）が食制別に記録する方法である。調査日，調査者が対象者につきっきりで記録することもある。飲食をするたびに，漏れなく，飲食した食品名と摂取直前の重さを記録してもらう。残食（飲み物も含む）があった場合は，同様に食品名とその重さを記録してもらう。飲料水の場合は，重さgのかわりに容積mLを記録してもらっても良い。スナック，飲み物，デザートなども，そして，そのおかわりも記録してもらわなければならない。記録の様式は，資料3「食事調査票」に準じた物を作成する。

　食品名は，「成分表（七訂）」に掲載されていないことがあるので，後日，可能なら調査日の翌日に，調査者が対象者に面接聞き取りを行い，確認する。最終的には，調査者が「成分表（七訂）」の食品を決定する。さらに，重さについては，「生」か，「成分表（七訂）：食品の調理条件」に対応させなければならない。調理前の重さか，調理後（摂取直前）の重さかを確認することも重要である。

　食品・飲料とその摂取量とを記憶に依存することを最小限にとどめる方法である。しかし，食後数時間経過してから記録する対象者もある。

　対象者が，自分の摂取した食品・飲料とその重さを記録できるようになるには，事前に，食事記録法に習熟している管理栄養士が，食事記録法を説明しなければならない。対象者が，完全に，そして正確に食品・飲料とその量を調査票に記録することについての1対1の訓練をしなければならない。対象者が調理した場合は，比較的容易に食事記録をすることができるだろう。調理しない対象者（例えば，夫）の場合，調理をした家族（例えば，妻）に聞く。企業勤務者で昼食が外食である場合には，スマートフォン・携帯電話カメラで外食を写真に写してもらうことも一つの策ではある。しかし，食制により調査方法が異なることになるので留意しなければならない。さらに，管理栄養士が対象者につきっきりで，本番の調査日前に，少なくとも一つの食制についての実習を行う。

　調理経験のない人を対象者にすることは，非常に困難であるし，技術的にも高度な方法であるので，対象者は限られてくる。

3．食物（食品）摂取頻度調査法

　長期間にわたる日常的な摂取量を定性的にあるいは半定量的に評価する方法であるが，現実的には，栄養疫学に採用する。長期間にわたる日常的な摂取量と，ある特定の疾患リスク（特にがん，脳卒中，冠動脈性疾患の罹患率，死亡率）との関係をコホート研究で検定する。

　第一段階は調査票の作成である。調査対象食品のリストアップである。食物（食品）摂取頻度調査を実施する地域で，無作為抽出した人を対象にして，24時間食事思い出し法，または食事記録法を実施する。わが国では，100人〜1,000人を対象にしている。同一人を対象にして，四季ごとに1回，4回/年を実施していることもある。アメリカの看護師健康調査（Nurses Health Study）では，全国の看護師から無作為に選んだ人を対象にして，四季7日間，計28日間，24時間

5

食事思い出し法を実施した。

　調査対象者全員のエネルギー摂取量の合計を分母にして，ある食品，例えば，対象者全員のめしからのエネルギー摂取量の合計を分子にする。これを供給率という。次に，めし以外の食品，例えば，卵からのエネルギー摂取量の合計を分子にして，供給率を求める。同様にして，各食品について供給率を求める。

　次に，供給率の高い順に食品を並べる。食品 A，B，C，……の順になったとする。分子を A からのエネルギー摂取量のみとする，次に A＋B，次に A＋B＋C，次に A＋B＋C＋D，……を分子にして供給率を求める。これを累積供給率という。累積供給率が90％以上になるまで食品を増やしていく。もし，たんぱく質摂取量を研究目的にするのであれば，たんぱく質についても累積供給率を求め，90％以上になるまで，順次，食品を増加していく。脂質，炭水化物，そして，各ビタミン，各ミネラルについても，90％以上寄与するまでの食品を調べていく。栄養素によっては，90％以上であると，あまりにも多くの食品がリストアップされてくるので，累積寄与率を80％くらいにしなければならない栄養素（特にミネラル）がある。これが食品リストアップの第1段階である。

　エネルギー，各栄養素の累積寄与率90％以上を示す食品は重複している。これらを整理すると，調査対象者の摂取している全食品の半数くらいになる。同じような栄養素組成を持つ食品をグループ化したり，どの栄養素であれ，あまりにも供給率が低いものを整理する。そうすると，全食品数の10％くらいを減少させることができる。残された食品を対象にして，再度，エネルギー，各栄養素について累積供給率90％（分母は，全対象者の，残された全食品のエネルギー摂取量または栄養素摂取量の合計）となる食品をリストアップする。1回目と同様にして整理する。あるいは，対象地域の食事に精通した管理栄養士の意見を聞く。100個前後の食品数にまとめると，実用性に富む。

　しかし，累積供給率による食品リストアップは，多くの人々が同じように食べている食品がリストアップされてくる。対象者の摂取量の絶対値よりも，対象者を相対的にランク付けする（摂取量の多い人，中等度の人，少ない人というように……）には，供給率が低くても，個人差をもたらす食品を選択することも重要である。この目的のために，多変量解析法（重回帰分析法による累積寄与率の算出）によることがあるが，専門的な方法であるので，ここでは省略する。

　リストアップされた食品の摂取頻度は，過去1年間を思い出させることが多い。ある日本の研究では，

　ほとんど食べない，1～3回/月，1～2回/週，3～4回/週，

　5～6回/週，1回/日，2回以上/日

アメリカの看護師健康調査では，

　全く食べない・1回/月より少ない，1～3回/月，1回/週，2～4回/週，

　5～6回/週，1回/日，2～3回/日，4～5回/日，6回以上/日以上

で，それぞれの地域特性（アメリカでは過剰摂取が問題となっている）を反映させて決めているようである。

各食品の1回当たりの平均的な摂取目安量（ポーションサイズ）の基準を決めておき，それと比較してのサイズを聞く。めしならば，中茶碗1杯を基準にして，2杯，3杯など，卵ならM1個を基準にして，半分，1個，2個など，普通牛乳コップ（200mL）1杯を基準にして，半分，0.7杯，1杯，2杯などである。

参考）国民健康・栄養調査の方法：家庭で食事を調理している人（対象者。通常，家庭の主婦）が，家族全員分を一括して食事記録法を行う。そして，例えば，4人家族の場合，夫40％，妻（対象者）30％，男の子20％，女の子10％摂取したと記載する。管理栄養士でない人が，世帯全体の食事を記録し，家族員一人ひとりの摂取％は，対象者の推測に依存している。夫が企業勤務者で外食したときには，対象者の聞き取り，または本人の記録による。子どもの給食は，学校給食の献立表による。すなわち，調査方法が食制ごとに異なることがある。

第2次世界大戦後の1945年以降，毎年実施されていることは，評価されるが，妥当性，信頼性の観点から，外国では引用されることは，ほとんどない。

参考）24時間蓄尿によるナトリウム摂取量の評価：ナトリウムあるいは食塩相当量摂取量のゴールドスタンダードである。24時間食事思い出し法であれ，食事記録法であれ，1日分の食塩摂取量を正確に評価することはできない。排泄される尿の全量を専用容器に，毎回とり，それを大きな蓄尿ビンに24時間分を蓄尿する。その中のナトリウム濃度を定量する。蓄尿量と濃度から24時間ナトリウム排泄量を得る。専用の容器に尿の全量を取り，その一部分を正確に採尿できる方法がある。部分尿を蓄尿しておき，24時間分のナトリウムを測定する。24時間蓄尿中には，24時間に摂取されたナトリウムの95％以上が排泄される。いずれの方法も蓄尿する対象者の負担が大きい。研究に採用されている。なお，早朝尿のみを対象にしてナトリウムを測定する方法もあるが，1日の摂取量を見ることはできない。

２．妥当性研究における食事秤量法の概要

調査は，原則として１日間（24時間）である。対象者が，自分の摂取した料理，食品・飲料を記録し，摂取量（重量）を秤量する方法である。食品の重量（スマホ・携帯電話写真を用いた「24時間食事思い出し法」では，推測値であるので，「重さ」とした。食事秤量法では，実際に計量するので「重量」とする）は，原則として，生（調理前）の重量であるので，家庭の料理を調理する人が，対象者の食品の記録と重量の秤量を行う。非常に難しい話ではあるが，可能であるならば，食事秤量法を習熟した管理栄養士が，当該家庭に入りこみ，対象者の食品の記載と食品の重量を秤量することがあってもよい。

残食（飲み物も含む）があった場合は，同様に食品名を記録し，その重量を秤量してもらう。

家庭の料理を調理する人が，対象者（自分自身のこともある）の食品・飲料を記録し，その重量を秤量できるようになるには，事前に，食事秤量法に習熟している管理栄養士が，食事秤量法を説明しなければならない。１対１の訓練をしなければならない。管理栄養士が対象者につきっきりで，本番の調査日前に，少なくとも一つの食制についての実習を行うのが望ましい。

以上のようなことから，食事秤量法は，主として“研究”に採用されるものである。例えば，スマホ・携帯電話写真を用いた「24時間食事思い出し法」の妥当性を検討する場合である。ここでは，スマホ・携帯電話写真を用いた「24時間食事思い出し法」の妥当性を検討するために採用した妥当性研究を紹介する。

以下の事項の多くは，本書の各章で述べていることと同じであるが，食事秤量法で，特に重要と思われることを示す。

調査日：対象者が家にいる土曜日あるいは２連休の前日とする。しかし，平日の食事を摂取することとする。朝食抜き，ブランチを摂るなど，調査日の食事が２回になるなどは避ける。

調査者（記録と秤量の担当者）：管理栄養士養成課程の教員，あるいは食事秤量法の訓練を受け，食事秤量法を習熟した大学院生及び学部学生。

食事秤量法の精度をあげるためには：次のような事項に留意する。

①対象者が家庭にいることを想定しているので，予め，その日の<u>献立計画を立てておく</u>。したがって，通常は外食を摂取しないことになる。

②秤は<u>デジタル秤（2kg）</u>を使用する。

③料理に使用される食品は，基本的に<u>生の食品</u>（調理前）を量る。「成分表（七訂）：食品の調理条件」に掲載されている場合は，“調理後”の重量を量る。

④調味料の重量を正確に量る。

⑤対象者が飲食した１人分を秤量し，記録する。

例えば，みそ汁，煮物など，１人分を正確に計測できないような場合は，家族とは別に２人分を調理し，その食品（食材）を記録し，重量を秤量する。さらに出来上がり全体量を量る。次に２人分の総使用量を量り，その1/2を

１人前とする。その際，材料が等分になるように留意する。

「料理名」の記入方法：「料理区分」と「料理」は，第Ⅲ章のとおりとする。

外食した場合，惣菜（サラダ，煮豆，あえもの等），レトルト食品（ご飯，カレー，ミートボール等），冷凍食品（コロッケ，ピザ，フライドポテト等）のように調理または半ば調理されている市販食品を食べたときは，「料理」名の前に記入する。例えば，外食・とんかつ定食，惣菜・ほうれん草の煮物などと記録する。

「食品」と「食品番号」の記入方法：第Ⅴ章を参照する。「食品」と「食品番号」は，「成分表（七訂）」に掲載されたものを採用しなければならない。「食品」名は食品の調理条件などの状態が分かるように下記の項目に注意して記録する。

①わかめ，しいたけなど，「生」，「乾物」，「戻し」などの違いがある食品は，次のように具体的に記録する。なお，「食品成分表：食品の調理条件」を参照する。

例）「わかめ（生）」，「わかめ（素干し，水戻し）」，「カットわかめ」，「生しいたけ」，「乾しいたけ」，「乾しいたけ（ゆで）」など。

②調理後の重量を量った場合は，「ほうれん草（ゆで）」等と調理方法も記録する。

③肉等については，鶏肉（もも，皮なし），豚肉（ひき肉）等と部位・形状も記録する。部位を特定できない場合でも，鶏肉，豚肉，牛肉などの肉の種類は確認する。第Ⅴ章47～49ページを参照する。

④魚の切り身や果物等の場合には，塩さけ（切り身），あじ開き，りんご（皮なし）等と具体的に記録する。

飲料の記入方法：

①ジュースはその材料の種類と割合が分かるように，「オレンジ果汁20％」，「りんご果汁100％」などのように具体的に記録する。

②希釈して飲む飲料は，「原液」であるということを記入し，使用量欄には原液の量と薄めた水の量または，出来上がりの量と何倍希釈かを記録する。

③アルコール飲料については，アルコール度数（％）をパッケージで確認して記録する。希釈して飲んだ場合には，希釈した水やお湯の量も記入する。

外食でめん類を食べた場合には：めん，具，汁（スープ）を残した場合には，それぞれどの程度残したのか重量を推測する。

次のような食品等を食べた場合は：具体的な商品名と分量（重さまたは容量）を記録する。調査者は容器，包装物（箱・袋等），説明書などから含有量を把握し，被調査者の栄養素の摂取量も記録する。

①「減塩しょうゆ」，「低エネルギー甘味料」などの栄養素等調整調味料

②いわゆる「スポーツ飲料」や「栄養ドリンク」

③特定保健用食品

④特定の栄養素が強化されている食品

例）カルシウムを強化したヨーグルト，ビタミンＣが強化されたキャンディなど。

⑤錠剤・カプセル・顆粒状のビタミン・ミネラル（医薬品，健康食品，サプリ

メントを問わず）

　　　ただし，④，⑤について今回把握するのは，ビタミン B_1，ビタミン B_2，ビタミン B_6，ビタミン C，ビタミン E，カルシウム及び鉄が含まれている品物のみとする。

全部記入した後に食品の記入忘れに気がついた場合は：「料理」を再記入し，忘れた「食品」，「食品の重量」，「残食の重量」を，空いている「行」に追加記録する。

重量の記録方法：第Ⅵ章，第Ⅶ章を参照する。

①食品は，原則，生の重量を量る。小数点第一位切り捨て値とする。
　乾燥食品，調味料など少量のみ使う食品については，小数点第1位まで記入すること。

②重量を計測できない場合は，目安量（中1個，大1枚，小さじ1など）を記録する。塩，風味調味料，香辛料等である。

③加工食品などでパッケージに重量が記載されている場合は，その重量を参考にする。

④お茶やドリップコーヒーは，飲んだ液体の量（浸出液量）を記録する。

⑤料理に使用する水，出し汁，とり汁なども記録する。

調味料，揚げ油の重さについて：第Ⅷ章を参照する。

①使用した調味料（砂糖，しょうゆ，みそ）は，使用前の重量から使用後の重量を差し引き求める。食卓で使用した調味料（とんかつのソース，ドレッシング等）も記録する。

②香辛料（こしょう，七味等）や食塩を含まない調味料については，目安量を記録する。

③揚げ物（天ぷら，フライ等）の揚げ油については，「食品名」欄に使用した油の種類（例：サラダ油，ごま油など）を記入し，重量は吸油率を考慮して記録する。

外食などの場合：可能ならば，対象者と同じメニューを注文し，調査者（秤量担当者）が食品を同定し，重さを量る。レストラン・食堂の許可を得てから写真撮影をする。なお，今回のスマホ・携帯電話写真を用いた「24時間食事思い出し法」の妥当性研究では，外食なしとした。

　　　お惣菜や市販弁当などは，2人分を購入し，そのうちの一つは，分解して食材（食品）を分け，「食品」を計量する。「食品」と重量を記録する。

　　　調味料は，95～96ページ「調味料の割合・吸油率」にある調味％を参照し秤量担当者が推定する。

調理後の「食品の重量」：「食品の重量」は，既述のように，「生」の重量か，「成分表（七訂）：食品の調理条件」に掲載されている場合は，その重量（調理後の重量）を量る。さらに，食事秤量法では，1人分の調理後の重量（出来上がりの重量）を，例えば，皿に盛り付けた1人分の重量を記録する。

残食の重量：第Ⅶ章と「Box12：比例推測法」（62ページ）を参照する。

I

スマホ・携帯電話写真を用いた 「24時間食事思い出し法」 の実施手順（概要）

Ⅰ　スマホ・携帯電話写真を用いた「24時間食事思い出し法」の実施手順（概要）

実施手順

1．調査者（原則として，管理栄養士）は，スマホ・携帯電話写真を用いた「24時間食事思い出し法」の実施方法，手順などに習熟しておかなければならない。本書を精読しておく。

2．調査者は，スマホ・携帯電話写真を用いた「24時間食事思い出し法」の実際の方法を調査対象者（被調査者，被検者）に説明する。

　　説明は，スマホまたは携帯電話で食事を撮影してもらう1週間前くらいから前日までに，実施する。

　　説明日に，「資料1　食事調査実施に当たっての配布資料」（128～133ページ）を基に作成した配布物と「資料2　食事調査問診票」（134～135ページ）とを対象者に渡す。

　　なお，調査者は，配布資料を対象者に渡す前に，自分が倫理審査申請した大学，研究所，施設，所属学会などの倫理審査委員会の名前を，予め記載しておくこと。

3．説明内容

　1）自己紹介をする。所属機関，氏名，管理栄養士であることは必須事項である。

　2）「資料1－①」に基づいて，調査の趣旨を，分かりやすく，丁寧に説明する。

　3）「問診票」を渡し，記入を依頼する。

　4）調査の流れを説明する。

　　　特に，下記の項目を重点的に説明する。

　　　①スマートフォンまたは携帯電話による飲食物の「食事前」（飲食前）と「残食」（飲食後）の写真撮影。

　　　②○○○○年○月○日（○曜日）午前・午後○時○分頃に，管理栄養士○○○○が面接聞き取りにより「食事調査」を行う。

　　　③後日，「食事調査」の結果，すなわち食事診断結果の説明を行う。

　　　　食事診断結果に基づいて「栄養指導」を行う。

　5）調査内容の守秘義務を約束する。

　6）「説明と同意」（インフォームド・コンセント）を取得する。

4．「食事調査」（面接聞き取り調査）の概要

　　ここでは，「食事調査」（面接聞き取り調査）そのものの概要を述べる。「食事調査」の直接的な目的は，対象者が前日に摂取した飲食物の「料理区分」，「料理」，「食品」を決め，「食品摂取量」を推測することである。

　　医薬品，健康食品・サプリメントについては，医薬品名あるいは商品名，摂取回数，摂取量（1回当たり何錠，○mgなど）を聞き取り，記載する（資料2　食事調査問診票）。可能であるならば，医薬品の場合は，薬局でもらっている説明書（あるいはコピー）を，健康食品・サプリメントの場合は，添付されている

説明書（あるいはコピー）を持参してもらい，自分のスマートフォンまたは携帯電話のカメラなどで，説明書を撮影する。

1）「食事調査」に必要なもの

「資料3　食事調査票」（面接聞き取り調査票）136～139ページ

「資料4　料理写真集の料理と食品の重量」140～152ページ

「資料5　食事調査のための実物大料理写真集」（別冊）

文部科学省科学技術・学術審議会資源調査分科会編「日本食品標準成分表2015年版（七訂）」全国官報販売協同組合，2015

あるいは，下記からダウンロードしたもの

http://www.mext.go.jp/a_menu/syokuhinseibun/1365297.htm

を携帯する。

2）自分自身のパソコン，ノートパソコン，タブレットあるいはスマートフォン（携帯電話などを含む）。対象者の撮影した食事写真のデータを入手するためである。

充電状態を確認する。充電器を用意しておく。

3）筆記用具。

4）身分証明書（所属機関のものが望ましい。可能なら写真付き。自動車運転免許証でもよい）。調査を受ける人（対象者）に要請されたとき，いつでも提示できるようにしておく。

5．「食事調査」を始める直前に

1）自己紹介をする。ただし，調査の説明者と聞き取り調査者が異なる場合である。

2）調査の趣旨（資料1－①）を，再度，簡単に説明する。特に，対象者の食事診断のためのものであること，地域における栄養・食生活のあり方やコホート研究に使わせていただくこと，個人情報の保護に留意することを説明する。

3）調査内容の守秘義務を，再度，約束する。

4）自分自身のパソコン，ノートパソコン，タブレットあるいはスマートフォン（携帯電話などを含む）のいずれかに，対象者の撮影した食事写真のデータを入手する。

5）「問診票」の記入に誤りがないか否かを確認する。全項目について，逐一，対象者に確認する。

6．「食事調査」の実際

「資料3　食事調査票」を用いて，漏らさず聞き取る。

1）時間の経過に沿って，すなわち前日24時間の朝食から聞き取り調査日の朝食前までの順に食制ごとに，「料理区分」，「料理」（資料4を参考に）を「食事調査票」に記入していく。

「料理」あるいは「食品」ごとに，おかわりの有無を確認する。おかわりは，写真の撮り忘れがある。ご飯のみならず主菜，副菜，デザート，果

物，菓子類，お茶，コーヒー，紅茶，嗜好飲料水，通常の水，アルコール飲料などのおかわりも忘れないように！

2）「料理」を構成している「食材」を推測する。各「食材」の「調理方法」を聞く。

3）「食材」を「成分表（七訂）」に記載されている「食品」に変更する。その「食品」につけられている「食品番号」を記載する。なお，「食品番号」の選択方法は，「第Ⅴ章　「食材」から「食品」へ」で詳述する。

4）「食材」あるいは「食品」を，資料5「料理写真集」と，その末尾に掲載する「カップのスケール」「ピザのスケール」と比較して，当該「食材の大きさ」あるいは「食品の大きさ」をイメージとしてとらえる（目測する）。「食材の大きさ」あるいは「食品の大きさ」をイメージとしてとらえるときには，写真に写されている「撮影スケール」を参考にする。

5）「資料4　料理写真集の料理と食品の重量」，その他の文献などを用いて，「食品の大きさ」から「食品の重さ」を推測する。すなわち「食品」の「食事前の重さ」と「残食の重さ」とを推測する。

6）「食事前の重さ」から「残食の重さ」を差し引いて「食品摂取量」とする。

　上記の3），5），6）は，現場では困難なことであるので，「食事調査」後に行っても良い。これらは，「食事調査」では非常に重要なことであるので，第Ⅳ章以降で詳述する。

　対象者とともに，食事内容に見落としがないか，「食材」あるいは「食品」に誤りがないかを確認する。

　これらの確認も，時間の経過に沿って，すなわち前日の朝食から聞き取り調査日（食事調査日）の朝食前までの順に実施する。

　必要に応じて食事内容の追加と修正を行う。

II
「問診票」と「説明と同意」

1. 「食事調査問診票」記入事項の確認

　ここでは，「食事調査」時に，「資料2　食事調査問診票」の記入内容で確認することを述べる。

　予め，「問診票」の記入許可を得ていても，「食事調査」時になって，質問内容によっては，回答を拒否されることもある。生年月日，身体計測値（身長・体重・腹囲）などである。このような対象者には，無理強いをしないで，申し出を受け入れる。

　身長，体重，腹囲は，食事調査後の「栄養指導」に重要な項目であるので，実測するのが望ましいが，自己申告に頼ることもある。その場合は，「自己申告」に○印をつける。

　既往歴の確認内容は以下である。がんの部位は，臓器名（胃，大腸，肺，子宮，乳房など）を確認する。心疾患の病型（病名）は，心筋梗塞であるか否かを聞く。心筋梗塞以外の場合は，「その他」としておいてもよい。脳血管疾患の病型は，脳出血，脳梗塞（脳血栓，脳塞栓，ラクナ梗塞などである），くも膜下出血とし，これら以外の場合は，「その他」としておいてもよい。年齢は，初発時または医師に初めて診断されたときの年齢とする。年齢が明確でない場合は，何歳頃，何年前，何年頃などの記載でよい。再発，すなわち2回以上の発作があった人は，そのときの年齢も聞く。

　服薬の開始年齢は，医師から初めて投薬されたときとする。コレステロールを下げる薬は，主としてLDL-コレステロール低下薬ではあるが，広く脂質異常症（高中性脂肪血症など）の薬を含めてよい。服薬時の開始年齢が明確でない場合は，何歳頃，何年前，何年頃などと記載する。なお，医院や薬局で受け取った「処方薬の説明書」あるいは「お薬手帳」を見せてもらう。可能なら，そのコピーをもらうか，調査者自身のスマートフォン・携帯電話で撮影する。

　医師の処方箋によらないで，対象者が薬局・薬店，スーパーなどで購入し，服薬している医薬品，摂取している健康食品・サプリメントも聞き取る。

　喫煙の「吸っていない」には，「吸ったことがない」も含める。

　飲酒では，「飲まない」には，「飲めない」を含む。「時々飲む」は，原則としては，宴会などでのみ飲む程度であるか，1週間に1回未満とする。「毎日飲む」は，原則として，1週間に3～4回以上とする。「時々飲む」か「毎日飲む」かの判断に迷う時は，調査者が適宜，いずれかに決めてよい。

　Q6～Q8は，対象者が選んだ回答を採用する。

　回答漏れのないことを確認する。

2. 「説明と同意」の確認

　スマートフォン・携帯電話で食事を撮影してもらう1週間前くらいから前日までに，「食事調査」の実際方法を説明することになっているが，「説明と同意」（インフォームド・コンセント）は，その際に，すなわち「食事調査」の前日までに行っておくのが望ましい。

　前章で述べたように，「資料1－①」に基づいて，「食事調査」の趣旨を説明してから「説明と同意」を取る。

　「説明と同意」は，原則として個人別に取るのを原則とする。施設などで，対象者全員を一括して「説明と同意」を取るのは，やむを得ない場合に限るのが望ましい。各自の所属している大学，所属機関，所属学会には，それぞれ「説明と同意」の様式があるので，それに準拠する。

　「食事調査」を行う場合（いわゆる卒論として行う場合も含む）には，当該大学などに提出する倫理審査申請書が必要となる。倫理審査申請書も，各自の所属大学，所属機関，所属学会には，それぞれの様式があるので，それに準じなければならない。なお，研究倫理のあり方については，下記を参考にする。

文部科学省，厚生労働省：人を対象とする医学系研究に関する倫理指針
（平成26年12月22日制定。平成29年2月28日一部改定）
http://www.mhlw.go.jp/file/06-Seisakujouhou-10600000-Daijinkanboukousei
kagakuka/0000153339.pdf
厚生労働省：研究に関する指針について
http://www.mhlw.go.jp/stf/seisakunitsuite/bunya/hokabunya/kenkyujigyou/
i-kenkyu/index.html
文部科学省：ライフサイエンスにおける生命倫理に関する取組
http://www.lifescience.mext.go.jp/bioethics/seimei_rinri.html

　なお，食事調査を実施し，その後に栄養指導を行う場合，そして食事調査結果を利用して疫学的研究を実施する場合は，通常，倫理審査委員会で許可されないことはない。「倫理審査に及ばない」とする大学等もある。この場合，そのように判定されたことを示す文書を受領，保存しておく。

III

「料理区分」と「料理」
「食事調査」の実際（その１）

「食事調査」の手順（第Ⅰ章）は次のようにまとめることができる。

① 「食制」，「料理区分」，「料理」を決める。

② 「食材」，そして「食品」を決める。

③ 「食品の大きさ」を目測する。（イメージとしてとらえる）

④ 「食品の大きさ」から「食品」の「食事前の重さ」と「残食の重さ」を推測する。

⑤ 「食品摂取量」（＝「食事前の重さ」−「残食の重さ」）を決定する。

この第Ⅲ章では，①の「料理区分」と「料理」を決める方法を学ぶ。なお，「食制」とは，朝食，昼食，間食，夕食，夜食などのことを指す（「はじめに」参照）。

1. 「料理区分」と「料理」

朝食，昼食，夕食，夜食などの食制別に「料理区分」と「料理」とを決める。

原則として「料理区分」は，『厚生労働省・農林水産省決定　食事バランスガイド─フードガイド（仮称）検討会報告書─』第一出版，2006に示されている「参考資料4　主な料理・食品の「つ（ＳＶ）」サイズ及び栄養素構成」の「料理区分」（大分類と小分類とがある）を使用する（本書では資料4としてまとめてある）。

「料理」も資料4の「料理」を使用する。これらを採用するのは，「食事調査」そのものよりも調査後の「栄養指導」に有用となるからである。この「食事調査」の「料理」は，資料4の料理名にこだわらなくて，調査者が任意に命名しても良いが，少なくとも他の管理栄養士が料理名を読めば，その料理が，イメージとして頭に浮かんでくる料理名にしなければならない。このためには，先ず，資料5「料理写真集」を参照する。下記に収載されている料理名（約1,500点）を参考にしてもよい。

女子栄養大学監修，大日本印刷共同開発「栄養 Pro Ver.3.00」女子栄養大学出版部・丸善雄松堂，2016

2. 「料理区分（大分類）」

主食，副菜，主菜，牛乳・乳製品，果物と，これらに加えて，水，菓子類，嗜好飲料類（アルコール類を除く），アルコール類を「料理区分（大分類）」とする。なお，複数の「料理区分（大分類）」にまたがる場合は，例えば，主食か主菜か副菜かの分類が困難な場合は，資料5「料理写真集」を参考にして，原則として調査者が任意に決定することとするが，主食，主菜，副菜の順に優先する。

3．「料理区分（小分類)」

　「料理区分（小分類)」は，資料4に示すとおりである。原則，食事バランスガイドに従い小分類を構成した。一つあるいは複数個の「料理区分（小分類)」から，「料理区分（大分類)」は構成されている。

4．「料理」名

　「料理」は資料4の114種類を参考とする。既述のように，調査者が任意に命名しても良い。また，わが国の食卓によく現れてくる料理は「栄養Pro Ver3.00」にも示されているので，参考にするとよい。

　外食，惣菜（スーパーやコンビニエンスストアで購入された調理済の食品)，レトルト食品，冷凍食品などは，「料理」名の前に（あるいは，後ろに)，そのことを記入しておく。「外食・とんかつ定食」,「惣菜・ほうれん草のお浸し」などと記載する。

IV

「食材」の推測
「食事調査」の実際（その２）

Ⅳ 「食材」の推測 「食事調査」の実際（その２）

　第Ⅲ章の冒頭で述べた「食事調査」の手順の「②「食材」，そして「食品」を決める」を，本章と第Ⅴ章で説明する。

　第Ⅲ章の「料理区分」や「料理」名の決定は，「食事調査」後の「栄養指導」を念頭においての話であるが，このことと異なって，「食材」の推測（Box 1）は，「食事調査」そのものの第一段階である。

　原則としては，調査対象者（被調査者，被験者）が撮影したスマートフォン・携帯電話写真のデータを，「食事調査」開始直前に，調査者自身のパソコン，ノートパソコン，タブレット，スマートフォンなどにコピーし，コピーした写真を用いて面接聞き取りを行う。先ず，朝食，昼食，間食，夕食，夜食などの「食制」を見る。次に「ピンチ」で拡大して「料理」を見る。「食材」の確認は，さらに「ピンチ」で拡大，時には縮小を繰り返しながら行う。

　面接聞き取りの際，対象者と調査者との間で，「食材」に差異が出た場合，原則としては対象者の意見を採用する。対象者自身が調理した料理でないとき，かつ対象者の誤りが明確である場合には，調査者の決めた「食材」を採用する。

> **ピンチ**
> 画面表示の拡大・縮小を２本の指の操作で行う行為をいう。

Box1 目測，推測……，そして決定という用語

　スマホ・携帯電話写真を用いた「24時間食事思い出し法」のポイントは，写真と対象者に対する面接聞き取りにより，最終的には，「食品」とその重さを『決める』ことにある。このことを表現するのに，国語力に弱い著者たちは，どの用語を使うか迷った。以下の用語は，いくつかの国語辞典からおおまかな意味を抽出したものである。著者らは，推測，推定のいずれにするか議論をした。明確な根拠，理由はないが，推測とした。なお，［　　］内は，著者らの「つぶやき」である。

　読者が，この本を読んでいて，気になる用語が出てきた場合，いくつかの国語辞典を引いてみる。勉強しているときの小休止として……。

目測：実測ではなく，目で見て，長さ，高さ，深さ，広さなどの見当をつけること。［「食事調査」では，携帯電話あるいはスマートフォンのカメラで撮影された料理写真から「食材の大きさ」あるいは「食品の大きさ」をイメージとして描くことである］

推計：一部の調査，資料などを基にして，そのものの全体像や将来像を推論し算出すること。計算によって推定すること。［統計学的な意味があるようである］

推察：いろいろの事情から考えて，他人の事情，心中を，多分そうであろうと見当をつけること。

推測：今までに知っている知識（資料）を基にして，物事の全体，将来などについて，多分こうであろうと考えること。ある事柄に基づいておしはかること。

推定：はっきりと分からないことを，周囲の状況からおしはかって，仮にそう決めること。推測して決定すること。

類推：既得の知識を応用して，同じ条件にある未知の物事について多分そうではないかと判断を下すこ

と。類似点に基づいて他の事をおしはかること。似たところをもととして他のことも同じだろうと考えること。[演繹法で魅力的である]

参考

決定：そうすることに決めること，決まること。はっきりと決めること。

結論：いろいろ考え（論議した）末に，これだと決定した判断。考えたり議論したりした末に下される判断や意見。

同定：自然科学で，既存の分類体系の中に位置づけ，どれと同じであるかを認定すること。何かと同一であることの証明。そのものであることの確認。同一であることを見極めること。

1.「食材」と「食品」

「成分表（七訂）」は，食料生産の立場から作成されている。食事調査は，食料消費あるいは食品摂取者の立場に立って実施されるので，いくつかの点で行き違いが起こる。この本で「食材」と「食品」という言葉を使い分けているのは，このことが底辺にあるからである。調査者は違和感を覚えるかもしれないが，本書では，「成分表（七訂）」を用いて栄養価計算する場合に，料理を構成している食品を「食品」ということとする。そして，料理を構成している食品を，暫定的に決めておく場合には「食材」（食品を最終的に決定する前の段階での仮の食品名である）という。食事調査の各段階の進め方を述べる際の混乱を避けるために，「食材」と「食品」とに使い分けしているに過ぎない（Box 2）。

Box2 **食品，食材，そして料理，調理…**

食品と食料，あるいは料理と調理は，厳密にいうと区別できないようである。いくつかの国語辞典や食品・栄養学辞典などで書かれているものをまとめてみた。

食品：人が日常的に食べ物として摂取する物の総称。食べ物（食物）。飲食物。食料品。

食物：生物が生きるために日常摂取して，身体の栄養を保持するもの。たべもの。食品。

食料：食べ物とするもの。食料品。明治時代には，食事の代金，食費としても使われていたという。

食糧：食用とする糧。糧食。食物。主として主食物（米，麦など）。

食材：料理の材料。主材料に対して，それに混ぜる副材料を具という。

具：汁や五目ずしの中に入れたり，ピザにのせたりするたね（種）。

たね（種）：料理などの材料。汁の実。ねたは，たねの隠語。

- -

料理：食物をこしらえること。そのこしらえたもの。調理。

調理：料理すること。割烹。

「成分表（七訂）」には，加熱調理として，ゆで，水煮，炊き，蒸し，焼き，油炒め，油揚げなど，非加熱調理として，水さらし，水戻し，塩漬け，ぬか漬けなど，調理後のエネルギー量・栄養素量が掲載されている。これらが掲載されている場合は，生よりも調理後の「食品」を採用することとする。しかし，生のみしか掲載されていない「食品」もある。人が摂取する食品の多くは調理されたものであるので，調理されたものから，生の「食品」と，その重量とを推測しなければならない。なお，調理後の「食品」であっても，原則として，調味料は添加されていない，すなわち，調味料は，聞き取りあるいはスマートフォン・携帯電話写真から推測しなければならない（第Ⅷ章）。

「成分表（七訂）」に「食品」が掲載されていない場合は，「食材」欄に，自分が決めた食材名を記載し，聞き取り調査後に「代替食品」（代替食品は「成分表（七訂）」に掲載されている食品でなければならない）を決定してから「食品」の欄に記載する。

このように，「食材」の推測に当たっては，常に「成分表（七訂）」を意識しておかなければならない。すなわち「成分表（七訂）」の「食品」を念頭に置いて「食材」を決めなければならない。エネルギー，栄養素摂取量の算出には，いかなる「食材」であっても「成分表（七訂）」の「食品」とその「食品番号」に対応させなければならないからである。

食事調査の経験を積み重ね，「食材」を「成分表（七訂）」の「食品」に直ちに対応させることができるようになれば，「食材」の欄を空白にし，そのまま「食品」としても良い。「成分表（七訂）」の「食品」に対応させることが困難である例では，とりあえず「食材」として，適切と思う名前を付けておく。

自分が聞いたことのない食品，食材が回答された場合，対象者から別名を聞くことも重要である。

一方，写真と聞き取りで得られた食材名を，「成分表（七訂）」に掲載されている「食品」に当てはめることが困難なことが少なからずある。特に食事調査の初心者は，しばしば遭遇することである。また，日本人が日常的に摂取している食品全てが，必ずしも「成分表（七訂）」に掲載されているとは限らない。食生活の多様化，輸入食品の増加，“調理加工食品”の増加などによる。なお，“調理加工食品”とは，調理加工品，そう菜，冷凍食品，缶・ビン詰，練り製品，コピー食品，カップラーメンなどのインスタント食品，レトルトパウチ食品などで，主として三次加工食品である。

同じ食品であっても，例えば，魚類は，呼び名が複数個あったり，地方によって呼び名が異なっていたり，いわゆる出世魚（ぶりなど）がある（Box 3）。例えば，うし（牛肉）は，詳細に「食品」分類がなされていて，多くの場合，写真と聞き取りで，正確に分類することはできないであろう（Box 4）。このような諸事情から，この本では，一次的に「食品」を「食材」としておくことにした。

1.「食材」と「食品」

Box3 出世魚

関西版名称

70〜80cm　　ぶ　り（10241）

大60cm　　めじろ
中40cm　　はまち（10243）
小20cm　　つばす

15cm 以下　　わかな

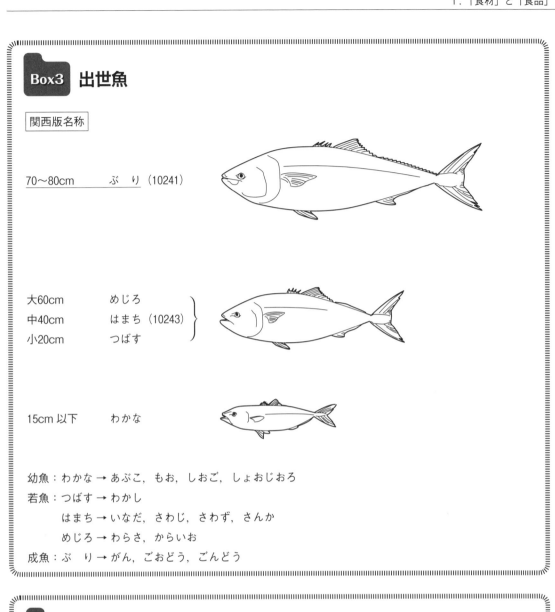

幼魚：わかな → あぶこ，もお，しおご，しょおじおろ
若魚：つばす → わかし
　　　はまち → いなだ，さわじ，さわず，さんか
　　　めじろ → わらさ，からいお
成魚：ぶ　り → がん，ごおどう，ごんどう

Box4 肉類

「成分表（七訂）」に記載されている肉類の全般に通じる主な事項は，次のとおりである。
① 肉類を〈畜肉類〉，〈鳥肉類〉及び〈その他〉に分けている。

成分表記載の肉類
畜肉類（いのしし，いのぶた，うさぎ，うし，うま，くじら，しか，ぶた，めんよう，やぎ）
鳥肉類（うずら，がちょう，かも，きじ，しちめんちょう，すずめ，にわとり，はと，ほろほろちょう）
その他（いなご，かえる，すっぽん，はち）
　これらの中でも，よく使われているうし（牛），ぶた（豚），にわとり（鶏）は，それぞれ以下の項

27

IV 「食材」の推測 「食事調査」の実際（その2）

目に分類されている。

うし〈牛〉
　和牛肉，乳用肥育牛肉，交雑牛肉，輸入牛肉，子牛肉，ひき肉，副生物，加工品

ぶた〈豚〉
　大型種肉，中型種肉，ひき肉，副生物，ハム類，プレスハム，ベーコン類，ソーセージ類，その他

にわとり〈鶏〉
　成鶏肉，若鶏肉，ひき肉，副生物，その他

② 牛肉，豚肉は，原則として「脂身つき」，「皮下脂肪なし」及び「赤肉」を収載し，部位によっては「脂身」が収載されている。（図）

現在市販されている牛肉，豚肉は，皮下脂肪の厚さを5mmに調整されているので，特に脂を取り除く操作をしていない場合は「脂身つき」で対応できる。

「皮下脂肪なし」は，皮下脂肪のみ（筋間脂肪は含んでいる）を完全に除去した肉である。

「赤肉」は，皮下脂肪と筋間脂肪を除去した肉である。なお，さしといわれる筋線維間の脂肪組織（「筋肉内脂肪組織」と呼ぶ）は「赤肉」の一部として扱っている。

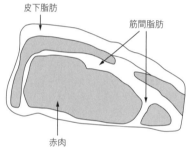
「脂身つき」皮下脂肪の厚さ5mm

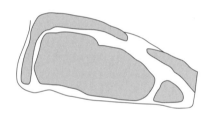
「皮下脂肪なし」皮下脂肪を除去

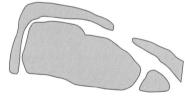
「赤肉」皮下脂肪と筋間脂肪を除去

出典）文部科学省科学技術・学術審議会資源調査分科会編「日本食品標準成分表2015年版（七訂）」全国官報販売協同組合，2015より一部改変

【牛肉】

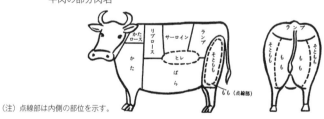

牛肉の部分肉名

（注）点線部は内側の部位を示す。

出典）文部科学省科学技術・学術審議会資源調査分科会編「日本食品標準成分表2015年版（七訂）」全国官報販売協同組合，2015より

かた：よく運動する部位であるため，肉質はやや硬めである。カレー・シチューなどの煮込み，すき焼き，しゃぶしゃぶ，パストラミ

かたロース：適度に脂肪がのった部位で，薄切り肉にする。すき焼き，しゃぶしゃぶ，煮込み，ステーキ

リブロース：最も霜降りの多い部位である。ステーキ，ローストビーフ，すき焼き，しゃぶしゃぶ

サーロイン：柔らかく脂肪分が少ない肉質である。ステーキ，ローストビーフ

ばら：濃厚な風味があり，薄切りにする。脂肪が多く，やや硬い。牛丼，焼き肉（カルビを含む），すき焼き，煮込み，ショートリブ

もも：肉質は赤身の肉である。カレー・シチューなどの煮込み，ステーキ，ローストビーフ，焼き肉，コールドビーフ，たたき

そともも：ももより硬い。挽肉，カレー・シチューなどの煮込み，ビーフストロガノフ

ランプ：肉のきめが細かく，非常に質のよい赤身肉である。ステーキ，ローストビーフ，バター焼き，ユッケ，刺身

ヒレ：フィレ，ヘレ，テンダーロインともいう。牛肉の部位の中で最も運動しない部位のため，柔らかい肉質である。脂肪含有量の少ない筋肉で，1本のブロックまたはスライス肉の形で市販されている。ステーキ，薄切りはしゃぶしゃぶ

参考：赤肉と赤身の肉（日本と外国の違い）
　わが国では，「赤肉」，ときには「赤身」は，皮下脂肪と筋間脂肪を除去した肉である。アメリカでは，赤身，赤肉（red meat）は，脂肪の除去とは関係なく，獣肉，すなわち牛肉，豚肉，羊肉，馬肉などを指し，鶏肉，魚肉など（white meat という）を含めない。

【豚肉】

豚肉の部分肉名

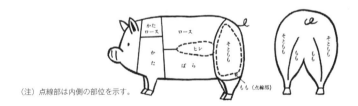

（注）点線部は内側の部位を示す。

出典）文部科学省科学技術・学術審議会資源調査分科会編「日本食品標準成分表2015年版（七訂）」全国官報販売協同組合，2015より

　市販されている「豚肉」は，"大型種"の交雑種が大部分を占めているため，原則として大型種の食品番号を選ぶこと。

かた：運動する部位なので赤身の多い部分である。少し硬めである。シチューや豚汁などの煮込み料理，ポークビーンズ

かたロース：ロース特有の肉のきめ細かさに加え，豚肉特有のコクがある。赤身の中に脂肪が粗い網状に混ざっている。カレー，焼き豚，焼き肉，しょうが焼き，酢豚，挽肉

ロース：肉のきめは細かく，柔らかい部位である。トンカツ，ポークソテー，焼き豚，ロースハム，

29

ローストポーク

ばら：肉質は柔らかく，脂肪と筋肉が層をなしている。濃厚な脂身が特徴の部位である。別名を三枚肉
　　　ともいう。骨付きのものは，スペアリブと呼ばれる。ベーコン，焼き豚，肉じゃが，炒め物，角煮
もも：赤身の代表的な部位。脂肪分が少ない。ローストポーク，ボンレスハム，その他の多くの豚料理
　　　（豚汁，焼き豚など）
そともも：赤身肉で味はあっさりしている。脂肪が少なく，柔らかい部位。豚汁，シチュー，角煮，も
　　　もと同様に幅広い料理
ヒレ：脂肪分が少ないのにかかわらず柔らかい。1本のブロックまたはスライス肉の形で市販されてい
　　　る。標準的な豚から，1kgしか取れない。トンカツ，ポークソテー

【鶏肉】
　鶏肉として市場に出ているものの大部分は“若鶏肉（ブロイラー）”で，肉専用の交雑種を肥育した
ものである。

手羽：翼の部分である。手羽先には肉はなく，ゼラチン質と脂肪である。から揚げ，煮込み，出し汁。
　　　手羽中には肉と共にゼラチン質部分が多い。骨から肉を一部離して丸め，骨を手で持って食べやす
　　くしたものをチューリップと呼び，から揚げにする。これを開いたものが手羽中開きで，手羽中，あ
　　るいは手羽中を串に刺したものをイカダ串と呼ぶ。さらに手羽中を二つ割にしたものをチキンリブま
　　たはチキンスペアリブとも呼ぶ。
　　　手羽元はウィングスティックともいう。他の料理の具にしたり，から揚げや煮物にする。
むね：脂肪が少ない。蒸し物に使われる。
もも：脂肪の多い赤身でこくのある味である。骨を付けたまま調理されることも多い。骨付き肉のうち
　　　中央の関節で切り離した下の部分をドラムスティックとも呼ぶ。
ささ身：胸肉に近接した部位。脂肪が少なく，淡白な風味である。形が笹の葉に似ていることから付け
　　　られた。サラダ，和え物に使われる。

2．「食事調査のための実物大料理写真集」などの資料

　　　資料4は，資料5の「料理写真集」に対応させ，料理を構成している「食品」
を示したものである。筆者らが，全ての「食品」を秤量した後に，実際に料理を
調理し，それに基づいて，「食品」を一覧表にして作成したものである。

3．演習1　「料理写真集」の「食材」を推測する

　　　実際の「食事調査」では，対象者に確認をとりながら，「食材」が何であるか
を聞かなければならない（後述）。以下の「演習1」では，写真を見ただけで
（聞き取りは，現場でしかできない。しかし，聞き取りの際に留意すべきことも
記述しておく）「食材」を推測することとする。

3．演習 1　「料理写真集」の「食材」を推測する

演習 1

　調査者は，「料理写真集」の写真を見て，各料理について，その料理を構成している「食材」を列挙する。対象者が喫食した例として25の「料理」を「演習1」とした。

　この「演習1」では，「食品」，「食品番号」や，「食品」の重さは考えないで，料理を構成している「食材」の名称のみを列挙する。

演習 1　「料理」

料理区分（大分類）	料理	「料理写真集」のページ
主食	めし①②	2
	助六寿司	11
	カレーライス	12
	チャーハン	13
	サンドウィッチ	19
	ミートソース	22
	ラーメン	23
	焼きそば	25
主菜	サイコロステーキ	32
	ハンバーグ	35
	チンジャオロース	36
	豚肉のしょうが焼き	37
	ぎょうざ	38
	焼き鳥	42
	焼き魚　あじ	46
	ポテトコロッケ	59
	天ぷら盛り合わせ	61
副菜	筑前煮	79
	肉野菜炒め	81
	ひじき煮	89
	ポテトサラダ	95
	肉じゃが	97
	春雨サラダ	103
	豚汁	106
菓子類	ショートケーキ	133

　当初，25料理は多いと負担に感じる読者は，主食，主菜，副菜から，適宜，選択して2料理ずつ，計6料理くらいを対象としてよい。

　演習後，次ページの「4．「演習1」の解答と解説①　主食の「食材」」以下を読み，そして資料4（「演習1」の"正答"）と照らし合わせ，「食材」を漏れなく，正しく列挙できたかどうかを自己採点する。

　「演習1」の解答と解説では，調味料にも触れているが，ここでは，あくまで

31

IV 「食材」の推測 「食事調査」の実際（その2）

も参考程度にしておいてもよい。しかし，ある特定の料理や食品に使われる調味料を知っておくことは重要である。なお，調味料については，第Ⅷ章で詳細に学ぶこととする。

　なお，資料4には，既述のように，「食材」ではなく「食品」が示されている。読者を混乱させるが，この「演習1」に限って，資料4の「食品」を「食材」に読み替える。

4．「演習1」の解答と解説①　主食の「食材」

　めし①～⑧（資料5「料理写真集」2～7ページ）：「食材」は，めしである。なお，ご飯は，めしの丁寧語である（Box 5）。

Box5　米，イネ，おかゆ，おもゆについて

1）**イネ**：栽培イネは，アジアイネ（アジア種，サティバ種，*Oryza sativa* L.）とアフリカイネ（アフリカ種，グラベリマ種，*Oryza glaberrima* Steud.）に分けられる。アジアイネ（アジア種，サティバ種）の米は，ジャポニカ種（日本型米，ジャポニカ・タイプ），インディカ種（インド型米，インディカ・タイプ），そして，その中間のジャバニカ種（ジャワ型米，ジャバニカ・タイプ）に分類されている。日本での生産は，ほぼ全量がジャポニカ種である。粒形は円粒で加熱時の粘弾性（粘り）が大きい。

2）**水稲と陸稲**：水田で栽培するイネを水稲（すいとう）という。田んぼの整備にコストがかかるが，面積当たりの収量が多く，連作の障害がほとんどないので，また，水田が普及していることから，わが国では，ほとんどが水稲である。畑地で栽培するイネを陸稲（りくとう）といい，水稲よりも旱ばつや病気に強い。

3）**うるち米ともち米**：でんぷんの性質により，うるち米（粳米。うるちまい，うるごめ）ともち米（糯米。もちまい，もちごめ）とに分けられている。うるち米にはアミロース約20％，アミロペクチン約80％が含まれている。もち米にはアミロペクチンのみが含まれている。なお，単に「こめ」，すなわち「もち」とことわりがなければ「うるち」である。

4）**もち**：ついた（搗いた）後のもちは，常温になると固まり，まるもち（焼きもち②：資料5「料理写真集」9ページ），のしもち，切りもち（焼きもち①：資料5「料理写真集」9ページ）として保存される。保存されたもちは，焼く，煮たり，揚げたりして食べる。

5）**おかゆ**の精白米（食品番号01088）と水の割合（200mL計量カップの比）は，次のとおりである。なお，1カップの精白米は160gである。全がゆ＝精白米：水＝1：5。七分がゆ＝1：7。五分がゆ＝1：10。三分がゆ＝1：20。

6）**おもゆ**は，通常，精白米に10倍前後の水を加えて（五分がゆの精白米と水の比），長時間（沸騰後，約30分）煮た粥（おかゆ）をガーゼなどの薄布でこして飯粒を除いたもの。食塩を加えて薄い塩味をつけることが多い。

助六寿司（資料5「料理写真集」11ページ）：先ず，かんぴょう巻，いなり寿司，太巻き，そして甘酢生姜，しょうゆを記載する。「食材」では，寿司めしといわゆる具を記載する。かんぴょう巻は，めし，かんぴょうとのりであるが，写真の写り方によっては鉄火巻と思われることもあるので，聞き取りで確認する。太巻きの「食材」（具）は，めし，のり，たまご焼，かんぴょう，しいたけ，でんぶである。写真のいなり寿司では，油揚げのみで，中身は寿司めしのみである。

カレーライス（資料5「料理写真集」12ページ）："カレー"に入っている「食材」は，牛肉（あるいは豚肉？），たまねぎ，じゃがいも，にんじんなどの野菜・根菜である。しかし，資料5「料理写真集」のカレーライスのように「食材」が比較的明確なものは少ない。この演習では，"カレー"とめし（ご飯）だけでも正答とする。なお，"カレー"の「食材」のことばかりに気をとられ，めし（「食材」の一つではあるが……）の記載を忘れないようにする。福神漬けなどの漬物も添えられていたり，別途，摂取していることもある。

　カツカレーなどのように，豚肉，鶏肉などのかつ類が添えられている場合は，それを記載する。

チャーハン（資料5「料理写真集」13ページ）：めしは記載しやすいが，「食材」（具）や調合油（第Ⅷ章），しょうゆ，食塩は，写真を見ただけで推測するのが困難である。資料4によると，「食材」は，焼き豚，鶏卵，乾しいたけ，根深ねぎ，たけのこ，グリーンピースである。家庭で調理されたチャーハンは，写真と聞き取りで「食材」や「調味料」を推測する。また，冷凍食品（容器包装等で「食材」を確認する）であっても，「食材」を追加されていることもあるので，追加された「食材」も聞き取る。

サンドウィッチ（資料5「料理写真集」19ページ）：食パン，「食材」（具）の推測は比較的容易である。ロースハム，レタス，トマト，ゆで卵，きゅうりである。

　聞き取りで注意すべきものは，写真に写っていないバター，マヨネーズ，マスタードである。また，パセリは，食べない人もある。

　調理済み，あるいは出来合いの購入品であっても「食材」の聞き取りをする。もし，食材名などが包装紙，ラベルなどに記載されている場合は，包装紙，ラベルなどを取得し，記載されているものを「食材」とする。

ミートソース（スパゲッティ）（資料5「料理写真集」22ページ）：先ず，スパゲッティを記載する。ミートソースの味付けには，有塩バター，食塩，オリーブ油が，「食材」（具）には，豚ひき肉，牛ひき肉，たまねぎ，にんにく，トマト，そして，パセリ，パルメザンチーズが使用されている。しかし，写真のみでは分かりづらい。聞き取り調査の際には，味付けと具を丁寧に聞く。

　スパゲッティは，ミートソース以外にも，ナポリタン，ボロネーゼ，カルボナーラ，ヴォンゴレ，ペペロンチーノ，アラビアータ，ネーロ（いかすみ）などがあるが，「Box 6」を参考にして，構成している具，調味料を推測する。

Ⅳ 「食材」の推測 「食事調査」の実際 (その２)

> ### Box6 パスタ
>
> 　パスタ (イタリア語：pasta) は，日本語の「めん類」とほぼ同義の概念をもつイタリア語である。主な原料は小麦粉 (特にデュラム小麦) で，他に水，食塩，鶏卵などが用いられる。イタリアには地方独特のものも含め650種類ものパスタがあるといわれている。
>
> 　パスタは大きく分けると２種類に分類でき，スパゲッティに代表されるめん状のロングパスタと，マカロニに代表される小型のショートパスタがある。他に団子状や板状のものもある。
>
> 　「成分表 (七訂)」では，１．穀類　マカロニ・スパゲッティ類として，「マカロニ・スパゲッティ・乾：01063」，「ゆで：01064」あるいは「生パスタ・生：01149」のいずれかを，適宜，選ぶ。「ミートソース：17033」以外の，パスタのいわゆる具，調味料，水分などは，インターネット，料理の本などで検索し，さらに，それらを「成分表 (七訂)」の食品のいずれかに対応させる。

ラーメン (資料５「料理写真集」23ページ)：めんは，単純にめんだけでなく中華めんとする。具は，焼き豚，しなちく，ほうれん草，根深ねぎである。可能ならば，これらの味付けに使われた調味料 (しょうゆ，砂糖など) を推測する。なお，中華だし (スープ) の記載を忘れてはならない。中華だしは自家製か，市販品かを聞き取り，自家製のものについては，可能な範囲で中華だしに使われた調味料を聞く。さらにラードが使われていることが多いので聞き洩らしのないようにする。市販品の場合は，「ラーメンスープ」とする。

焼きそば (資料５「料理写真集」25ページ)：先ず，中華めん (蒸し) を記載しなければならない。キャベツ，にんじん，しょうが，青のりは，この例では見落としが少ないであろう。次に，焼きそばの味付けに使われているソースなどを推測する。

　写真では分かりにくい「食材」がある例も多いので，聞き取りでは，焼きそばの具を丁寧に聞き取る。

5.「演習１」の解答と解説②　主菜の「食材」

サイコロステーキ (資料５「料理写真集」32ページ)：牛肉，にんじん，パセリ，レモンである。しかし，レモン以外の「食材」の味付けに使われている調味料を推測するのは容易ではない。資料４によると，牛肉の味付けには，調合油，食塩，こしょうが使用されている。

ハンバーグ (資料５「料理写真集」35ページ)：この写真だけでは，ハンバーグの中身を正確に推測することは困難である。資料４によると，ひき肉 (牛肉)，たまねぎ (りん茎)，パン粉，牛乳，鶏卵 (全卵)，そして，食塩，こしょう，ナツメグ・粉，調合油である。

　対象者自身が，いくつかの「食材」を使ってハンバーグを実際に調理した人

5. 「演習1」の解答と解説② 主菜の「食材」

であれば，聞き取ることができるかもしれない。

チンジャオロース（資料5「料理写真集」36ページ）：牛肉，ピーマン，たけのこである。味付けは，清酒，こいくちしょうゆ，かたくり粉（じゃがいもでん粉），調合油，食塩，砂糖による。牛肉は，既に味付けをしてから炒めている。

豚肉のしょうが焼き（資料5「料理写真集」37ページ）：豚肉とレタスである。豚肉の味付けは，しょうが，こいくちしょうゆ，清酒でなされ，調合油で炒められている。

ぎょうざ（資料5「料理写真集」38ページ）：ぎょうざの皮。そして，ぎょうざの中身（「食材」）は，豚・ひき肉，キャベツ，根深ねぎ，じゃがいもでん粉，しょうがである。しかし，中身は，対象者も分からないことが多い。

焼き鳥（資料5「料理写真集」42ページ）：写真の向かって左側から，ねぎま，つくね，鶏皮，鶏もも，鶏レバーである。ねぎまは鶏肉・皮付き，根深ねぎ，つくねは鶏・ひき肉，鶏皮は鶏の皮，鶏ももは鶏肉・皮付き，鶏レバーは鶏・肝臓で，調味料は，焼き鳥のたれである。

焼き魚　あじ（資料5「料理写真集」46ページ）：「食材」は，あじと食塩（この例は塩焼きである），レモンである。

　下記の料理は「演習1」に含まれていないが，同じように取り扱う。

　刺身盛り合わせ（資料5「料理写真集」44ページ），かれいの煮付け（資料5「料理写真集」45ページ），焼き魚・あじの干物（資料5「料理写真集」47ページ），焼き魚・いわし（資料5「料理写真集」48ページ），焼き魚・塩さば（資料5「料理写真集」49ページ），焼き魚・さんま（資料5「料理写真集」50ページ），焼き魚・鮭（資料5「料理写真集」51ページ），焼き魚・ししゃも（資料5「料理写真集」52ページ），ぶりの照り焼き（資料5「料理写真集」53ページ），うなぎかば焼（資料5「料理写真集」54ページ），あさりの酒蒸し（資料5「料理写真集」55ページ）。

ポテトコロッケ（資料5「料理写真集」59ページ）：フライの一例である。写真だけでは，衣（パン粉など）の中身を推測するのが困難な例である。対処法は第Ⅷ章で述べる。フライに使用した油脂類（揚げ油：実際は調合油），キャベツ，ミニトマト，そして，ガラスの小鉢に入っている中濃ソースを記載する。

天ぷら盛り合わせ（資料5「料理写真集」61ページ）：天ぷらの一例である。写真に向かって左上から反時計回りに，にんじん，きす（魚らしいとは分かっても，実際には聞き取りでないと，きすかどうかは分からない），かぼちゃ，さつまいも，しいたけ，海老（バナメイエビ），さやいんげん（野菜らしいとは分かっても，実際には聞き取りでないと分からない）の天ぷら，そして，だいこんとしょうがである。天ぷらの衣（薄力粉，鶏卵），揚げるのに使った油脂類（揚げ油：実際は調合油）も記載しなければならない。写真に写っていないが，さらに，天つゆ，食塩などをつけて食べるので，聞き取ること。

35

Ⅳ 「食材」の推測 「食事調査」の実際（その２）

6. 「演習１」の解答と解説③　副菜の「食材」

「食材」が１〜２品の副菜は，比較的分かりやすい。この「演習１」では，３品以上の「食材」からなる「副菜」を取り上げた。

筑前煮（資料５「料理写真集」79ページ）：鶏肉・皮つき，しいたけ，にんじん，たけのこ，ごぼう，れんこん，さやえんどう，板こんにゃくを記載する。調味料は，ごま油，かつおだし，砂糖，本みりん，清酒，こいくちしょうゆである。ただし，調味料の取り扱い方については，そして，以下の「副菜」に使用されている調味料についても第Ⅷ章を参照のこと。

肉野菜炒め（資料５「料理写真集」81ページ）：キャベツ，にんじん，さやえんどう，青ピーマン，豚肉である。食塩とこしょう（黒）で味付けをし，調合油で炒めている。

ひじき煮（資料５「料理写真集」89ページ）：ひじき，にんじん，油揚げで，調味料は，調合油，かつおだし，砂糖，こいくちしょうゆである。

ポテトサラダ（資料５「料理写真集」95ページ）：じゃがいも（調味料：食塩，穀物酢），たまねぎ，にんじん，きゅうり，パセリ，豚のロースハムである。味付けには，フレンチドレッシング，マヨネーズ・卵黄型が使用されている。

肉じゃが（資料５「料理写真集」97ページ）：じゃがいも，豚肉，にんじん，たまねぎ，しらたき，グリーンピースで，調味料は，調合油，砂糖，清酒，本みりん，こいくちしょうゆ，かつおだしである。

春雨サラダ（資料５「料理写真集」103ページ）：春雨，きゅうり，にんじん，きくらげ，豚のロースハム，調味料は，こいくちしょうゆ，穀物酢，砂糖，ラー油，ごま油，食塩である。

豚汁（資料５「料理写真集」106ページ）：豚肉，さといも，だいこん，にんじん，ごぼう，根深ねぎである。豚汁，みそ汁などの具は，お椀の底部に沈んでいるので写真には写らないことが多い。聞き取りでも分からないことがあるが，聞き取りを丁寧に行う。

なお，淡色辛みそ（第Ⅴ章54ページ）を使った豚汁である。

7. 「演習１」の解答と解説④　菓子類の「食材」

ショートケーキ（資料５「料理写真集」133ページ）：対象者の手作りであれば，材料などを聞くことができることもある。しかし，多くは，市販品であるので，材料は分からないことが多い。いちごなどの果物が入っている場合は，それらを聞き取り記載する。

V

「食材」から「食品」へ
「食事調査」の実際（その3）

文部科学省科学技術・学術審議会資源調査分科会編「日本食品標準成分表2015年版（七訂）」全国官報販売協同組合，2015

WEB版 http://www.mext.go.jp/a_menu/syokuhinseibun/1365297.htm

さらに，下記の追補はそれぞれ，「追補2016年」「追補2017年」「追補2018年」と呼ぶことにする。

文部科学省科学技術・学術審議会資源調査分科会編「日本食品標準成分表2015年版（七訂）　追補2016年」全国官報販売協同組合発行，2016

WEB版 http://www.mext.go.jp/a_menu/syokuhinseibun/1380313.htm

文部科学省科学技術・学術審議会資源調査分科会編「日本食品標準成分表2015年版（七訂）　追補2017年」全国官報販売協同組合発行，2017

WEB版 http://www.mext.go.jp/a_menu/syokuhinseibun/1399459.htm

文部科学省科学技術・学術審議会資源調査分科会編「日本食品標準成分表2015年版（七訂）　追補2018年」全国官報販売協同組合発行，2018

WEB版 http://www.mext.go.jp/a_menu/syokuhinseibun/1411578.htm

「日本食品標準成分表 八訂」は，おそらく2020年に刊行されると思うが，それまでは，毎年，「追補」が出されるであろう。できれば，毎年の「追補」を購入し，新規収載された食品，追加・変更された食品のエネルギー・栄養素量を使うようにするのが望ましい。

資料5「料理写真集」の中から25の「料理」を選び，第Ⅳ章で，その「料理」を構成している「食材」を推測した。もし，その「食材」名が「成分表（七訂）」に掲載されている「食品」名と一致するならば，「食材」は，そのまま「食品」と決定する。一致しない場合は，この第Ⅴ章で述べていることに基づいて，「食材」を「成分表（七訂）」のいずれかの「食品」に当てはめ決定する。「食材」によっては，非常に困難な作業となるだろう。時には，経験論に依存せざるを得ないこともある。科学的ではないが，「エイ，ヤー」と「食品」を決定しなければならないこともある。いずれの「食材」であっても，「成分表（七訂）」のいずれか一つの「食品」に当てはめないと，食事調査によりエネルギー・栄養素摂取量を求められないからである。この章のねらいは，できるだけ経験や「エイ，ヤー」を避け，「食品」決定の妥当性よりも再現性をよくすることにある。

資料3の「食材名」の欄には，「食材」の名前をそのまま書き残しておく。「成分表（七訂）」収載食品に当てはめた食品の名前は「食品名」欄に記載し，「食品」を確定する。

1．「日本食品標準成分表2015年版（七訂）」

「食材」から「食品」に変更，決定するには，「成分表（七訂）」の
①「索引」（563～584ページ）
②「第2章　日本食品標準成分表」とその「備考」欄（35～207ページ），

③「第3章 資料」（211～545ページ）

の順に見ていく習慣を身につける。

　調査対象者の撮影した写真と聞き取りで，暫定的に決めた「食材」名で「索引」の「1．食品名別」（563～584ページ）を引き，もし，その「食材」名が「食品」名として掲載されている場合は，それを「食品」とし，それに対応している「食品番号」を「食事調査票」の「食品番号」欄に転載する。

　「索引」で，別名が→印で記載されている場合は，「食品」名をその別名に変更する。例えば，写真と聞き取りで「きしめん」であっても「うどん」（「索引」568ページ）に変更する。「糸こんにゃく」は「しらたき」（「索引」564ページ）に，「キングサーモン」は「ますのすけ」（「索引」568ページ）に，「きょうな」は「みずな」または「みぶな」（「索引」568ページ）に変更する，等々である。なお，食事調査後の「栄養指導」のことを考えると，うどん（きしめん），しらたき（糸こんにゃく），ますのすけ（キングサーモン），きょうな（みずな，あるいはみぶな）などと（　　）内に併記しておくのがよい。

　最初から，「第2章」（35～207ページ。以下，「成分表・本表」と呼ぶことにする）を見ると，混乱が起こる。「成分表（七訂）」の食品群は，生物学的分類に必ずしも準拠していないからである。例えば，豆類とされることのある「らっかせい」は種実類に，さらに，らっかせい・未熟豆は野菜類に，豆類とされることのある「さやえんどう」「さやいんげん」は野菜類に分類されているからである。「らっかせい」や「さやえんどう」を豆類で探しても見つけることができない。

　「食品」と「食品番号」が分かれば，「成分表・本表」を開き，その「食品」を確認するとともに，「備考」欄を見る。「備考」欄には，「索引」に載っていない別名が記載されていることもあるので，該当する「食品」名を再確認する。

　なお，誤って使用されている名前あるいは慣用的に使用されている名前があっても，それが"正しい"ことがある。らっきょう類のエシャレット（食品番号06307　※以下5桁の数字は全て食品番号）は，フランスでいうエシャロットではないし，イギリスでいうシャロットでもない。

　次に「成分表（七訂）」の「第3章　資料」（211～452ページ）を見て，「食品」の詳細な記述を読む。そして，この「食品」が含まれている中分類（例えば，まあじの大分類は「魚介類」，中分類は「あじ類」である。326～327ページ）を読み，中分類の中から小分類（「まあじ」）を選び，その後，細類（「10003：皮つき・生」～「10392：小型・骨つき・から揚げ」の9個）から1個を選び，その「食品」の名前（例えば，「まあじ・皮なし・刺身」を「食事調査票」の「食品」の欄に記入する。そして，食品番号（例えば，「皮なし・刺身」であると10389）を記入する。これが「食事調査」でいう「食品」の最終決定となる。

　「第3章　資料」は非常に重要なことが詳細に記述されているので，該当「食品」の箇所を必ず読むように努める。

Ⅴ 「食材」から「食品」へ 「食事調査」の実際（その３）

２．別名の検索

　面接聞き取りの際に，自分が聞いたことのない食品，食材が回答された場合，別の食品名を聞く。あるいは，インターネットで，聞いたことのない食材あるいは食品を検索し，別の食品名を得る。「成分表（七訂）」の「索引」や「成分表・本表」の「備考」欄に載っていないが，同じもので別名，あるいは対応させることのできる食品があるからである。しかし，経験的に，「成分表（七訂）」の「食品」に当てはめざるを得ないことが少なくない。すなわち形，色，大きさなどの類似している「食品」を選ぶことになる。例えば，野菜は野菜類の中から，魚は魚類の中から選ぶのはいうまでもない。そして，前節「１．日本食品標準成分表」で学んだのと同じ手順を踏んで，面接聞き取りで暫定的に決めた「食材」を「食品」に変更，決定し，「食事調査票」の「食品」の欄に記入する。

３．「日本食品標準成分表　2015年版(七訂)」に掲載されていない「食品」の置換えについて

　「成分表（七訂）」に掲載されていない食品，食材が出現した場合は，「成分表（七訂）」に掲載されている類似した「食品」に置き換えることが必要となる。その際には，出現した食品の「食品群」を考慮すること，また調査者によって同じ「食品」が違う「食品」に置き換えられないようにルールを決めて置き換えることが必要となる。

４．「日本食品標準成分表　2015年版(七訂)」の「食品の調理条件」について

　「成分表・本表」によると，多くの「食品」には「食品の調理条件」が示されている。例えば，既述のように，あじ類（中分類）のまあじ（小分類。「成分表（七訂）」：120ページ，326～327ページ）には，皮つき・生（10003），皮なし・刺身（10389），皮つき・水煮（10004），皮つき・焼き（10005），皮つき・フライ（10390），開き干し・生（10006），開き干し・焼き（10007），小型・骨つき・生（10391），小型・骨つき・から揚げ（10392）の９個の細類が示されている。「食事調査票」の「食品名」には，これら小分類の中から一つの細類を選び，記入しなければならない。このためには，先ず，「食品の調理条件」（「成分表（七訂）」26～27ページ）を読んでおく。そして，該当する細類について，「成分表・本表」の「備考」欄を見る。次に，「表16　調理方法の概要」（「成分表（七訂）」453～473ページ）の該当する細類の箇所を読む。

　「表16　調理方法の概要」の「調理法」の欄に，調理条件，すなわち，ゆで，炊き，水煮，蒸し，天ぷら，油揚げ，油抜き，焼き，湯戻し，油いため，水さらし，塩漬，ぬかみそ漬け，塩抜き，水戻し，フライ，から揚げ，とんかつなどが，記載されている物は，これらの中から一つを選んで「食品」として決定する。

　ここで，特に注意しなければならないことは，料理に使われている調味料，油

脂などをどのように取り扱っていくかである。いうまでもないが,「成分表・本表」の「調理加工食品類」に掲載されている食品（206～207ページ）は,優先的に使用する。

「表16　調理方法の概要」の「調理に用いた水,植物油,食塩等の量」の欄に示されているものは,特に食塩,油脂は,これを採用する。

「成分表（七訂）」の「表24　各そう菜の成分値（計算結果）」（492～499ページ）も,原則としては,使用することとする。平均,最大,最小の3つの値が示されているが,「平均」の値を採用することとする。そして,予め,487～536ページを読んでおくのが望ましい。

しかし,多くの料理については,調味料,油脂などは考慮されていない。写真と聞き取りで推測するのは非常に困難であるので,どのように取り扱うは,「第Ⅷ章　調味料,油脂などについて」で学ぶこととする。この章では,とりあえず,資料5「料理写真集」の料理で,実際に使われた調味料,油脂を資料4に示しておく)。

5．演習2　「第Ⅳ章　演習1」の「食材」を「食品」へ変更する

演習2

「演習1」で推測した「食材」を,「食品」に変更する。「食品」は,「成分表（七訂）」に掲載されているものでなければならい。

この章の解答・解説では,「演習1」で推測した「食材」を例にして,「食品」に変更,決定する方法を述べる。以下の6～8節は資料5と資料4とを対照させ,記述したものである。この演習2では,資料5と資料4とを比較すれば,「食品」への変更が容易に分かるので,簡単に記述するにとどめておく。

資料5で採用した「食品」,すなわち資料4に掲載されている「食品」の全てを推測することは容易ではない。別のいい方をすれば資料4は,必ずしも「演習2」の「正解」ではない。読者を惑わせるような話であるが,資料4以外の「食品」であっても正解としても良いことがある。以下では,このことにも触れながら話を進めていく。

6．「演習2」の解答と解説①　主食の「食材」を「食品」へ変更する

めし①～⑧（資料5「料理写真集」2～7ページ）:「成分表（七訂）」でいう,あるいは,この「食事調査」でいう,めし（飯,いい,はん,まんま,まま,シャリ,銀シャリ）とは,イネ科イネ属の米（Box5）に,水を加えて汁気が残らないように炊いた食品である。

水田で栽培するイネを水稲（すいとう）,旱魃（かんばつ）や病気に強く畑地で栽培するイネを陸稲（りくとう,おかぼ）という。現在,日本の稲作では,

V 「食材」から「食品」へ 「食事調査」の実際（その3）

ほとんどが水稲である。この「食事調査」では，めし（ご飯）は「成分表（七訂）」の［水稲めし］・精白米・うるち米（01088）とする。

　高齢者や消化器疾患を有している人は，おかゆやおもゆを食べている人もいる（32ページのBox 5）。

　なお，おにぎりは「食品番号01111」とする。そして，おにぎりにいりごまがふりかけてあるのでごま（05018）を追加する。

　なお，資料5「料理写真集」には掲載されていないが，焼きおにぎりは「食品番号01112」とする。

助六寿司（資料5「料理写真集」11ページ）：いなり寿司，かんぴょう巻，太巻きのめしと具の「食品番号」を決定する。資料4に示されているように，いなり寿司のめしは「食品番号01088」であり，めしの味付けは，すし酢　ちらし・稲荷用：17101による。油揚げは油揚げ・甘煮：04095。

　かんぴょう巻きのめし：01088は，すし酢　巻き寿司・箱寿司用：17103と，かんぴょう・甘煮：06364。あまのり・焼きのり：09004で巻かれている。

　太巻きのたまご焼のめし，味付けは，いなり寿司，かんぴょう巻と同じである。鶏卵・たまご焼・厚焼きたまご：12018，きゅうり・果実・生：06065，乾しいたけ・甘煮：08053。たら類・まだら・でんぶ：10210が入っている。あまのり・焼きのり：09004で巻かれている。

　そして，助六寿司につけられているのが，しょうが・漬物・甘酢漬：06105とこいくちしょうゆ：17007である。

カレーライス（資料5「料理写真集」12ページ）：第Ⅳ章でも学んだように，“カレー”の中に入っている全「食材」（具）を推測するのは困難である。「面接聞き取り」で分からなければ，カレーライスのカレーは「成分表（七訂）」（18　調理加工食品類）の「カレー・ビーフ，レトルトパウチ：18001」とする。なお，資料5「料理写真集」のカレーライスは，固形のカレールウ：17051を使い，資料4の具を入れた。また，食塩：17012と有塩バター：14017を追加した。

チャーハン（資料5「料理写真集」13ページ）：カレーライスと同様に，チャーハン，ピラフは，「食材」や調味料の推測が難しいので，原則として，「成分表（七訂）」（18　調理加工食品類）の「ピラフ・冷凍：18014」とする。資料5「料理写真集」のチャーハンは，資料4に示してあるので，参考にされたい。

サンドウィッチ（資料5「料理写真集」19ページ）：こむぎ・［パン類］・食パン：01026，〈畜肉類〉ぶた・［ハム類］・ロースハム：11176，レタス・土耕栽培・結球葉・生：06312，トマト・果実・生：06182，鶏卵・全卵・ゆで：12005，きゅうり・果実・生：06065。パセリ・葉・生：06239（既述のように食べない人もある）。

　写真に写っていないが実際に使用されているものには，有塩バター：14017，からし・練りマスタード：17059，〈調味料類〉（ドレッシング類）マヨネーズ・卵黄型：17043がある。

　なお，**パン類**は「成分表（七訂）」（36〜38ページ，パン類：01026〜01037，

01148）のいずれかに当てはめる。**菓子パン**は，「1　穀物」ではなく，「15　菓子類」に分類されている。「成分表（七訂）」（184ページ，食品番号15069〜15072，15125〜15132）のいずれかに当てはめる。

ミートソース（スパゲッティ）（資料5「料理写真集」22ページ）：マカロニとスパゲッティとは，「成分表（七訂）」では一括されているので，この「食事調査」では，「マカロニ・スパゲッティ・ゆで：01064」とする。ここではスパゲッティについて述べているが，マカロニもほぼ同様に取り扱う。

　第Ⅳ章で述べたように，ミートソースの味付けに使われている調味料，具を推測することは困難であるので，「成分表（七訂）」（17　調味料及び香辛料類，調味ソース類）の「ミートソース：17033」を採用する。パスタについてはBox 6（34ページ）を参照すること。

ラーメン（資料5「料理写真集」23ページ）：中華料理のめん「成分表（七訂）」38ページ）については，中華めん類と即席めん類（インスタントやカップめん）との区別，さらに，中華めん類は，中華めん・生またはゆで，蒸し中華めん，干し中華めん，沖縄そば，干し沖縄そばの区別をしなければならない。この例は，「中華めん・ゆで：01048」である。

　具の「食品番号」は，ぶた・その他・焼き豚：11195，たけのこ・めんま・塩蔵・塩抜き：06152，ほうれんそう・葉・通年平均・ゆで：06268，根深ねぎ・葉・軟白・生：06226である。めんま（しなちく）は，こいくちしょうゆ：17007，上白糖：03003で味付けしてある。

　市販の中華だしは，ラーメンスープ・濃縮・しょうゆ味：17142に，お湯250mLを加える。

焼きそば（資料5「料理写真集」25ページ）：めんの区別は，「ラーメン」の項を参照する。家庭で調理した焼きそばは，「蒸し中華めん：01049」とする。

　具の豚ロース（ぶた・大型種肉・ロース・脂身つき・焼き：11124）であるが，後述の「9．牛肉，豚肉，鶏肉の部位など」を見る。キャベツ・結球葉・ゆで：06062，にんじん・根・皮むき・ゆで：06215，しょうが・漬物・酢漬：06104，あおのり・素干し：09002。

　やきそば粉末ソース：17144をからめて，調合油：14006で炒められている。

　なお，中華スタイル即席カップめんの焼きそばは，「食品番号01060」を採用する。

7．「演習2」の解答と解説②　主菜などの「食材」を「食品」へ変更する

サイコロステーキ（資料5「料理写真集」32ページ）：うし（牛肉）は，乳用肥育牛肉・ばら・脂身つき−焼き：11252であるが，牛肉のことは，このように細類まで正確に分からないことが多い。牛肉の「食品」の決定方法は後述する。

　そして，調合油：14006，食塩：17012，こしょう・混合・粉：17065である。にんじん・根・皮むき・ゆで：06215，パセリ・葉・生：06239，レモン・果

V 「食材」から「食品」へ 「食事調査」の実際（その3）

汁・生：07156が添えてある。

ハンバーグ（資料5「料理写真集」35ページ）：資料4に示されている「食品」は，対象者も調査者も分からない。対象者自身が，いくつかの「食材」を使ってハンバーグを実際に調理した人であれば，聞き取ることができるかもしれない。資料4によると，うし・ひき肉・焼き：11272，たまねぎ・りん茎・ゆで：06155，パン粉：01077，普通牛乳：13003，鶏卵・全卵・ゆで：12005，そして，食塩：17012，こしょう・混合・粉：17065，ナツメグ・粉：17074，調合油：14006である。

　　正確に分からない場合には，「成分表（七訂）」（18　調理加工食品類）の「ハンバーグ・冷凍：18013」を採用する。調合油：14006で炒めている。

チンジャオロース（資料5「料理写真集」36ページ）：うし（牛肉）は後述する。青ピーマン・果実・生：06245，たけのこ・若茎・ゆで：06150。

　　牛肉，青ピーマン，たけのこは，清酒・普通酒：16001，こいくちしょうゆ：17007，じゃがいもでん粉（かたくり粉）：02034で味付け後，調合油14006，食塩：17012，こいくちしょうゆ：17007，上白糖：03003で調理をしている。

豚肉のしょうが焼き（資料5「料理写真集」37ページ）：豚肉（ぶた・大型種肉・ロース・脂身つき・焼き：11124）とレタス・生：06312である。なお，ぶた（豚肉）は後述する。豚肉の味付けは，しょうが・根茎・生：06103，こいくちしょうゆ：17007，清酒・普通酒：16001でなされ，調合油：14006で炒められている。

ぎょうざ（資料5「料理写真集」38ページ）：ぎょうざは市販品や冷凍食品であることが多いので，原則としては，「成分表（七訂）」（18　調理加工食品類）の「ぎょうざ・冷凍：18002」を採用してよい。

参考：しゅうまい（資料5「料理写真集」40ページ）も，原則としては，「成分表（七訂）」（18　調理加工食品類）の「しゅうまい・冷凍：18012」を採用してよい。

焼き鳥（資料5「料理写真集」42ページ）：ねぎまの鶏肉は，若鶏肉・もも・皮つき・焼き：11222，根深ねぎ・葉・軟白・ゆで：06350，つくねは，にわとり・ひき肉・焼き：11291，鶏皮は，にわとり・副生物・皮・もも・生：11235，鶏ももは，若鶏肉・もも・皮つき・焼き：11222，鶏レバーは，にわとり・副生物・肝臓・生：11232である。なお，にわとり（鶏肉）のことについては後述する。

　　味付けは，いずれの串も焼き鳥のたれ：17112である。ただし，量は焼き鳥の種類によって異なる。つくねは「食品番号11293」を使用してもよい。

　　焼き鳥のみならず**チキンソテー**（資料5「料理写真集」41ページ）や**から揚げ**（資料5「料理写真集」43ページ）のにわとり（鶏肉）も，「食品」の決定には小分類・細類を採用しなければならない。

焼き魚　あじ（資料5「料理写真集」46ページ）：あじ・まあじ・皮つき・焼き：10005，食塩：17012。写真のレモンは，全果・生：07155であるが，実際

には，これを絞り，果汁・生：07156を摂取している。

ポテトコロッケ（資料5「料理写真集」59ページ）：資料5「料理写真集」のものは手作りである。「成分表（七訂）」（18　調理加工食品類）の「クリームタイプ・フライ用・冷凍：18006」，または「フライ済み：18017」，「ポテトタイプ・フライ用・冷凍：18007」，または「フライ済み：18018」を採用してよい。

　フライに使用した調合油：14006，キャベツ・生：06061，ミニトマト：06183，そして，ガラスの小鉢に入っている中濃ソース：17002。

参考：いかフライ，海老フライ，白身フライの冷凍食品については，「成分表（七訂）」（18　調理加工食品類）の「食品番号18019，18020，18021」を利用する。「フライ済み冷凍食品」のため揚げ油を考慮する必要がない。「食品番号18008，18009，18010」はそれぞれ「冷凍」をフライ用のため吸油率を考慮して"揚げ油"を追加する必要がある。

天ぷら盛り合わせ（資料5「料理写真集」61ページ）：写真に向かって左上から反時計回りに，にんじん・根・皮むき・ゆで：06215，きす・天ぷら：10400，西洋かぼちゃ・果実・ゆで：06049，さつまいも・塊根・皮つき・天ぷら：02047，生しいたけ・菌床栽培・ゆで：08040，バナメイエビ・養殖・天ぷら：10416，さやいんげん・若ざや・ゆで：06011である。えび類についてはBox 7を参照すること。

Box7　えび類

　一般的に，大きさにより，いせえび（伊勢海老）程度のもの（lobster，ロブスター），くるまえび（車海老）程度のもの（prawn，プローン），小さなもの（shrimp，シュリンプ）に分けられている。「成分表（七訂）」の中から，ある特定のえびを選ぶには，プローンが困難である。くるまえび，大正えび（こうらいえび），しばえび，ブラックタイガー（うしえび）のいずれかの選択は，むき身（皮などがむかれている）で調理されていることもあって，困難である。

くるまえび：生体の体色は青灰色か淡褐色で，黒いしまが頭胸甲には斜め，腹部には横に入る。この黒いしまが選択のポイントとなる。比較的高級である。天ぷら，塩焼き，すしだね

大正えび：15cm くらいで大きめ。フライ，天ぷら，中華料理

しばえび：体長10cm ほどの小型。むき身で，チリソース，かき揚げ，グラタンなどに使われる

ブラックタイガー：大ぶり。虎のような縞模様で，加熱すると鮮やかな赤色になる

バナメイエビ：蜜殖に強いため，ウシエビに代わり，東南アジアで，最近，養殖量が多くなっている。
　国内では，主に無頭のもが冷凍で流通している

　　天ぷらのころもは，薄力粉・1等：01015，鶏卵類・全卵・ゆで：12005で，揚げるのに使ったのは調合油：14006である。
　　だいこん・根・皮むき・生・おろし：06367，しょうが・根茎・皮むき・生・おろし：06365。

筑前煮（資料 5「料理写真集」79ページ）：若鶏肉・もも・皮つき・ゆで：11223
は，清酒・普通酒：16001 に浸されている。乾ししいたけ・ゆで：08014，にん
じん・根・皮むき・ゆで：06215，たけのこ・若茎・ゆで：06150，ごぼう・
根・ゆで：06085，れんこん・根茎・ゆで：06318，さやえんどう・若ざや・ゆ
で：06021，こんにゃく・板こんにゃく・生いもこんにゃく：02004 である。調
味料は，ごま油：14002，かつおだし：17019，上白糖：03003，みりん・本みり
ん：16025，清酒・普通酒：16001，こいくちしょうゆ：17007 である。

肉野菜炒め（資料 5「料理写真集」81ページ）：キャベツ・結球葉・ゆで：06062，
にんじん・根・皮むき・ゆで：06215，さやえんどう・若ざや・ゆで：06021，
青ピーマン・果実・生：06245，ぶた・大型種肉・もも・脂身つき・生：11130，
そして，調合油：14006，食塩：17012，こしょう・黒・粉：17063。

ポテトサラダ（資料 5「料理写真集」95ページ）：じゃがいも・塊茎・水煮：
02019，食塩：17012，穀物酢：17015，たまねぎ・りん茎・水さらし：06154，
にんじん・根・皮むき・ゆで：06215，きゅうり・果実・生：06065，ハム類・
ロースハム：11176，フレンチドレッシング：17040，マヨネーズ・卵黄型：
17043，パセリ・葉・生：06239。

肉じゃが（資料 5「料理写真集」97ページ）：じゃがいも・塊茎・水煮：02019，
ぶた・大型種肉・ばら・脂身付き・焼き：11277，にんじん・根・皮むき・ゆ
で：06215，たまねぎ・りん茎・ゆで：06155，こんにゃく・しらたき：02005，
グリーンピース・冷凍：06025，調合油：14006，上白糖：03003，清酒・普通
酒：16001，みりん・本みりん：16025，こいくちしょうゆ：17007，かつおだ
し：17019。

春雨サラダ（資料 5「料理写真集」103ページ）：はるさめ（春雨）・緑豆はるさ
め・ゆで：02061，きゅうり・果実・生：06065，にんじん・根・皮むき・生：
06214，きくらげ・ゆで：08007，ハム類・ロースハム：11176，こいくちしょ
うゆ：17007，穀物酢：17015，上白糖：03003，ラー油：17006，ごま油：14002，
食塩：17012。

豚汁（資料 5「料理写真集」106ページ）：ぶた・大型種肉・ばら・脂身つき・焼
き：11277，さといも・球茎・水煮：02011，だいこん・根・皮むき・ゆで：
06135，にんじん・根・皮むき・ゆで：06215，ごぼう・根・ゆで：06085，根
深ねぎ・葉・軟白・生：06226，米みそ・淡色辛みそ：17045。水180g。

8．「演習 2」の解答と解説③　菓子類の「食品」

ショートケーキ（資料 5「料理写真集」133ページ）：「成分表（七訂）」（15　菓
子類）の「ショートケーキ・果実なし：15075」を採用する。そして，いちご・
生：07012 を加える。

デニッシュパンあるいは**ペストリー**（資料 5「料理写真集」18ページ）などの
ケーキ・ペストリー類，デザート菓子類は，「成分表（七訂）」（184〜186ペー

ジ）の中から，いずれかを選ぶ。

9．牛肉，豚肉，鶏肉の部位など

　この節から以降では，資料5「料理写真集」に掲載されている「料理」の「食材」や実際の食事調査で推測した「食材」を，「食品」に変更するのに参考となることを示す（27ページのBox 4を参照すること）。

　「成分表（七訂）」（第3章　資料，肉類の363～385ページ）を読む。肉類は，「主菜」の主要な食材である。「成分表（七訂）」では，肉類は動物の名前で呼ばれている。牛肉は「うし」，豚肉は「ぶた」，鶏肉は「にわとり」である。

　「成分表（七訂）」の「本表」と「第3章　資料」によると，市販の牛肉の大部分は，和牛肉，乳用肥育牛肉，交雑牛肉，輸入牛肉，子牛肉（中分類）に分けられている。ただし，和牛肉は，いわゆる銘柄牛（ブランド牛。松坂牛，神戸ビーフ，近江牛，米沢牛……など）で，通常，“和牛”あるいは“国産牛”として市販されているのは，乳用肥育牛肉である。

　中分類の次に，それぞれの牛肉の部位が示されている。例えば，乳用肥育牛肉は，かた，かたロース，リブロース，サーロイン，ばら，もも，そともも，ランプ，ヒレに分類されている（小分類）。さらに，例えば，かたは，脂身つき・生，皮下脂肪なし・生，赤肉・生，脂身・生に分類（細類）されている。非常に困難なことではあるが，牛の種類（中分類），部位（小分類），細類と分類していかなければならない。

　ぶた（豚肉），にわとり（鶏肉）も，うし（牛肉）と同様に，種類，部位，細類がなされているので，うし（牛肉）と同様に取り扱う。

　うし（牛肉），ぶた（豚肉），にわとり（鶏肉）の「食品」（細類）を決定するのは，難題であるが，ここでは，分類していくことに重要と思われる点に絞って述べる。再現性を重んじた立場からの記述となる。すなわち，分類困難なものは，現時点での摂取頻度の高いものを優先する。しかし，摂取頻度は，時代とともに，地域によって，その他の諸条件によって変わるので，数年ごとに見直さなければならないであろう。

1）うし（牛肉）

　先ず，和牛肉（銘柄牛，ブランド牛），乳用肥育牛肉（国産牛），輸入牛肉，子牛肉（この本では，便宜上，中分類という）のいずれかが不明の場合は，乳用肥育牛肉とする。

　部位（小分類）は，かた，かたロース，リブロース，サーロイン，ばら，もも，そともも，ランプ，ヒレである。市販の牛肉で，単に「ロース」と表示されているものは「リブロース」，「小間切れ」は「かた」，「ステーキ用」は「リブロース」または「もも」，「カレー用及びシチュー用」は「かた」とする。写真・聞き取りで部位が不明の場合，「食事調査」の対象となっている「料理」が，部位別

V 「食材」から「食品」へ 「食事調査」の実際（その3）

「料理」と一致すれば，その部位を採用する。「料理」が複数の部位に対応している場合は，肉質の説明を参考にしつつも，いずれの部位を採用しても良い。

うし（牛肉）の細類は，例えば，「かた」は，脂身つき・生，皮下脂肪なし・生，赤肉・生，脂身・生に分類されている。「脂身つき」は，厚さ5mmの皮下脂肪及び筋間脂肪を含む肉である。「皮下脂肪なし」は，皮下脂肪を完全に除去しているが，筋間脂肪は含んでいる。「赤肉」は，皮下脂肪と筋間脂肪を除去した肉である。「さし」は「赤肉」の一部として扱う。

このように，うしは細類を「食品」とする。

「副生物」，すなわち内臓，モツについては，「成分表（七訂）：索引，563～584ページ」で「食品」名を確認し，これを「食事調査票」の「食品名」とする。例えば，たんは「舌」，まめは「じん臓」などである。

2）ぶた（豚肉）

原則としては，前項のうし（牛肉）に準じる。

「大型種肉」の交雑種が市販のぶた（豚肉）の大部分を占めるので，中型種肉であることが明確であるもの以外は，大型種肉とする。

写真・聞き取りで部位が不明の場合，「食事調査」の対象となっている「料理」が，部位別「料理」と一致すれば，その部位を採用する。「料理」が複数の部位に対応している場合は，肉質の説明を参考にしつつも，いずれの部位を採用しても良い。

「副生物」についても，牛肉と同様に取り扱う。がつは「胃」，こぶくろは「子宮」である。

3）にわとり（鶏肉）

成鶏肉か若鶏肉（ブロイラー）かが分からないときは，若鶏肉とする。

部位が不明の場合は，Box 4を参照して推測する。

4）その他の肉類

牛肉，豚肉，鶏肉以外の肉類については，「成分表（七訂）：第3章　資料1－11）肉類」（363～385ページ）の解説を読んで，「食品」と「食品番号」を決定する。

ハム類の骨付ハム及びボンレスハムは豚のもも肉（Box 8）を，ロースハムは豚のロース肉を，ショルダーハムは豚のかた肉を，それぞれ原料とする（「成分表（七訂）：第3章　資料1－11）肉類」（378ページ）。プレスハム，チョップドハムは，豚肉以外の肉が不定の混合割合で使用されるほか，その原料肉の配合に応じて，つなぎ，調味料，香辛料などの副材料が用いられる（「成分表（七訂）」379ページ）。もし，8つの分類が困難な場合，特に根拠はないが，骨付ハム，ボンレスハム，ロースハム，ショルダーハムの中であれば，「ロースハム：11176」を，プレスハム，チョップドハムの中であれば，「プレスハム：11178」とする。

48

生ハムには促成と長期熟成とがある。促成は，もも肉やロースを塩漬けし，低温で乾燥，燻煙したもので，長期熟成は，肉のブロックを塩漬けし，乾燥，燻煙の後，長期の熟成を行ったものをいう。どちらかが分からない場合は，「促成：11181」とする。

Box8 ソーセージ

「成分表（七訂）：第3章　資料1－11）肉類」（379ページ）を参照すること。

ウインナー（11186）：羊腸を使用したもの，または太さ20mm 未満のもの。オーストリアの首都ウィーンに由来する

フランクフルト（11189）：太さ20mm 以上，36mm 未満で豚腸を使用したもの。ドイツの都市フランクフルトに由来する

ボロニア（11190）：牛腸を使用したもの，または太さ36mm 以上のもの。イタリアのボローニアに由来する

セミドライ（11187）：カルパス。水分量55％以下

ドライ（11188）：サラミ。水分量35％以下

混合（11193）：魚肉及び鯨肉が15％以上，50％未満のもの。なお，50％以上なら「水産練り製品・魚肉ソーセージ（10388）」に分類される

リオナ（11191）：赤ピーマンや豚肉・牛肉・グリーンピースなどを使った大型のソーセージである。フランスのリヨンに由来する。厚めに切ってステーキにすることが多い

レバー（11192）：豚の肝臓から作られたソーセージ

生（11194）：ソーセージ類のうち非加熱のものの総称である。上記の調理前のものか手作りのソーセージを生ソーセージとしておく

ベーコン類のベーコンは豚のわき腹肉を，ロースベーコンは豚のロース肉を，ショルダーベーコンは豚のかた肉を原料としている。区別ができない場合，「ベーコン：11183」とする。

ソーセージ類は，「成分表（七訂）」によると9つに分類されている。区別が困難な場合は，Box 8 を参考にして決定する。

10.　魚介類について

「成分表（七訂）」には，あじ類，いわし類，さけ・ます類など（中分類）に細類として，かなり多くの名前が掲載されている。例えば，あじ類には，まあじ，にしまあじ，むろあじが，いわし類には，うるめいわし，かたくちいわし，まいわしなどがある。スマートフォン・携帯電話で撮影された写真と聞き取りで，あじ，いわしといったレベル（中分類）までは分かっても，その中のいずれである

かを決めることができないことが多い。さらに，魚介類には，呼び名が複数個あったり，地方によって呼び名が異なっていたり，いわゆる出世魚もある。本書では，特に理由はないが，「調理条件」ごとにエネルギー・栄養素成分値が示されていること，漁獲量の多いことを考慮に入れて，下記の魚とする。なお，下記以外の魚介類については，上記条件を考慮に入れ，そして「成分表（七訂）：第3章　資料1－10）魚介類」（326～362ページ）の説明文を読み，適宜，選択してよい。

　あじ類＝まあじ。いわし類＝まいわし。かれい類＝まがれい。さけ・ます類＝しろさけ。さば類＝まさば。たい類＝まだい。たら類＝まだら。まぐろ類＝くろまぐろ。とろは，くろまぐろ・脂身・生である。いか類＝するめいか。えび類はBox 7（45ページ）を参考にして選ぶ。

　ぶりは，出世魚といわれ，成長するに伴い，関東では，わかし，いなだ，わらさ，ぶり，関西では，つばす，はまち，めじろ，ぶりの順に呼び方が変わる（27ページBox 3）。「成分表（七訂）」では成魚（生：10241，焼き：10242）とはまち（養殖・皮つき・生：10243，養殖・皮なし・刺身：10411）に区分されている。写真・聞き取りでいずれかを選ぶ。なお，ひらまさ：10233は，ぶりと同じブリ属の魚であるが，別掲されている。ほとんどが刺身などの生食用である。

11. こめ以外の穀類について

　こむぎ，小麦粉（Box 9）そのものよりも，うどん，パン，中華めん類，ふ類など，加工された物を，この「食事調査」での「食品」とする。

Box9　小麦粉

　「成分表（七訂）」によると，小麦粉は，薄力粉（はくりきこ），中力粉（ちゅうりきこ），強力粉（きょうりきこ）に分けられ，それぞれに1等，2等に分類されている。薄力1等粉，中力2等粉などという。

薄力粉：たんぱく質の割合が8.5％以下のもの。用途は，ケーキなどの菓子類，天ぷらの"ころも"など

中力粉：たんぱく質の割合が9％前後のもの。用途は，うどん，お好み焼き，たこ焼きなど

強力粉：たんぱく質の割合が12％以上のもの。用途は，パン，中華めん，ソフトめん，乾燥パスタなど

全粒粉（ぜんりゅうふん。参考）：こむぎの表皮，胚芽，胚乳を全て粉にしたもの。用途は，パン，
　クッキー，ビスケット，シリアルなど

1等粉：ミネラル（灰分）の割合が0.3～0.4％

2等粉：ミネラル（灰分）の割合が0.5％前後

3等粉（参考）：ミネラル（灰分）の割合が1.0％前後。強力3等粉の用途はグルテン，デンプンである

12. 砂糖

　砂糖の「食品」と「食品番号」とを決定するには，「成分表（七訂）：第3章資料1－3）」（233～236ページ）を参考にする。Box10は，この「成分表（七訂）：第3章」の中から重要な点をまとめたものである。砂糖の主原料は，サトウキビ，テンサイ（サトウダイコン。ビート）で，その他に，サトウカエデ（この樹液を煮詰め，濃縮したものがメープルシロップである），オウギヤシ（サトウヤシ），スイートソルガム（サトウモロコシ）がある。砂糖は製造法により含蜜糖（糖蜜を分離せずに結晶化したもの）と分蜜糖（糖蜜を分離し，糖分のみを精製したもの）に分けられている。なお，糖蜜とは，糖分を含んだ液体のことである。

Box10 砂糖の種類

含蜜糖：糖蜜を分離せずに結晶化したもの
　黒砂糖（黒糖，大島糖：03001）：サトウキビの絞り汁を煮詰めて作る黒褐色の砂糖
　和三盆糖（03002）：含蜜糖と分蜜糖との中間的な製品。徳島県，香川県で伝統的な製法で作られる淡黄色の砂糖である。結晶の大きさが非常に小さく，高級和菓子の原料として用いられる

分蜜糖：糖蜜を分離し，糖分のみを精製したもの
　粗糖：サトウキビの絞り汁を下処理した後に結晶させ，遠心分離機を用いて糖蜜を，ある程度分離し，その残った結晶のこと。精製糖の原料となる
　精製糖：
　　車糖（ソフトシュガー）：水分がやや多く結晶の大きさが小さい（0.07～0.26mm）。しっとりとした手触りがある
　　上白糖（03003）：日本で使用されている砂糖の約50%を占め，もっとも一般的な砂糖である。結晶が細かく，しっとりとしたソフトな風味の砂糖で，白砂糖とも呼ばれる
　　三温糖（03004）：黄褐色をした砂糖で，上白糖やグラニュー糖に比べて特有の風味を持っていて，甘さも強く感じられる。煮物や佃煮などに使うと，上白糖などに比べて，強い甘さとコクがでるという
　　ざらめ糖（双目糖。ハードシュガー）：車糖よりも水分量が少なく，結晶が大きく，乾いてさらさらしている
　　グラニュー糖（03005）：上白糖よりも結晶が大きく，サラサラとした感じである。クセのない淡泊な甘さを持つので，コーヒーや紅茶に適している。菓子，料理にも使われる
　　白ざら糖（白双糖，白ざらめ：03006）：結晶がグラニュー糖より大きく，無色透明である。一般的に家庭で使われることは少なく，高級菓子，飲料に多く使われる
　　中ざら糖（中双糖，黄ざらめ：03007）：黄褐色をした砂糖で，グラニュー糖よりも結晶が大きい。表面にカラメルをかけているので独特の風味を持っている。煮物などに使われる
　　加工糖：ざらめ糖を原料とする

角砂糖（03008）：グラニュー糖にグラニュー飽和糖液を加え，立方体等に固めた製品

氷砂糖（03009）：グラニュー糖を溶解した糖液から大きな結晶を成長させたもの。また，溶けるのに時間がかかるので果実酒を作るのに最も適している

コーヒーシュガー（03010）：カラメルを加えて着色したグラニュー糖の糖液から結晶を成長させた小粒の着色氷糖

粉糖（粉砂糖：03011）：グラニュー糖を微粉砕したもの

液糖：ガムシロップをはじめとして清涼飲料水，ソース，焼き肉のタレ等に使われる

しょ糖型液糖（蔗糖型液糖：03012）：精製しょ糖液

転化型液糖（03013）：しょ糖の一部を加水分解したもの

氷糖みつ（氷糖蜜：03014）：氷砂糖を製造した後に残る糖みつ

13．その他の食品群について

野菜類：国内外の地域によって，名前が異なることがある（本章の「2．別名の検索」）。野菜類と思っていても豆類，種実類，果実類に分類されていることもある。多くの野菜類は，調理方法別に記載されている（本章の「4．「日本食品標準成分表　2015年版（七訂）」の「食品の調理条件」について」）。これらに留意して「食品」を決定しなければならない。

かぼちゃ：詳細は「成分表（七訂）第3章　資料1－6），259～260ページ」を参照する。

現在，わが国で広く栽培されているのは「日本かぼちゃ：06046, 06047」（関東以西で栽培）と「西洋かぼちゃ：06048～06050」（関東以北で栽培）である。「そうめんかぼちゃ：06051」は，糸かぼちゃ，きんしうり，なますうり等とも呼ばれ，完熟した果実を輪切りにしてゆでた後，果肉を引き出すとそうめん状につながって出てくる。これを二杯酢等で食べる。

ジャム，果実飲料：「成分表（七訂）」では果実類に分類されている。

きのこ類：えのきたけ，しいたけ，なめこ，まつたけなどは，一般の人々でも分かるが，きくらげ類，たもぎたけ，ぬめりすぎたけ，ひらたけ類などは，スマホ・携帯電話の写真から推測するのが困難である。インターネットや図鑑などで写真を検索し，できるだけ正確に「食品」を決定できるようにしておく。

藻類，乳類の「**ナチュラルチーズ：13031～13039, 13055～13058**」，**菓子類**（特に**和菓子**）も，同様に，インターネットや図鑑で写真を検索し，カラーコピーを保管しておく。

たまご焼：「成分表（七訂）」では，「厚焼きたまご：12018」と「だし巻きたまご：12019」とに区別している。主として砂糖を加えるか否かによる。「厚焼きたまご」は，卵にかつお・昆布だし，上白糖，食塩，うすくちしょうゆを加え焼いたものである。「だし巻きたまご」は，卵に，かつお・昆布だし，食塩，うすくちしょうゆを加え焼いたものである。

これらの原材料配合割合は，家庭，購入先（スーパーなど），あるいは加工食品会社などによって異なるが，この「食事調査」では，「厚焼きたまご」，「だし巻きたまご」のいずれかを，適宜，選ぶこととする。

植物油脂類：「成分表（七訂）」によると，20種類（細類）に及ぶ。包装紙，説明書などを参照して，いずれかを選ぶ。しかし，実際には，困難である。この場合は，「調合油：14006」とする。「調合油」は精製油であれサラダ油であれ，2種類以上の油を配合して調整されているが，「調合油：14006」は「大豆油：14005」と「なたね油：14008」を1：1で配合したものである。食事調査による脂肪酸摂取量の不正確さの一因が，ここにも存在しているようである。

14. 清酒（日本酒）

習慣的に飲酒している男性は，「成分表（七訂） 16 し好飲料類，醸造酒類・清酒：16001～16005」の種類を区別することができるだろう。しかし，「食事調査」の担当者（調査者）である管理栄養士や女子学生（習慣的に飲酒していない人）には困難な人が少なくない。清酒の特定名称である「純米酒：16002」，「本醸造酒：16003」，「吟醸酒：16004」，「純米吟醸酒：16005」については「成分表（七訂）」第3章　資料　426ページの注2」を参照する。

1992年，特級，一級，二級の格付けが廃止されたことに伴って，製造者が，適宜，特撰，上撰，佳撰などの格付けを行っている。比較的高齢の対象者は，特級，一級，二級ということも少なくない。この「食事調査」では，いずれの格付けであっても「普通酒：16001」とする。

16群：し好飲料類として「みりん」が収載されているが，「16025：本みりん」と「16026：本直し」がある。「本みりん」の製法は基本的には「白酒」と同様のもろみを搾り，精製したものであり，主として調味料として使われる。「本直し」は，「本みりん」に「しょうちゅう」またはアルコールを加えたものである。「やなぎかけ」とも呼ばれる。17群：調味料及び香辛料類に収載されている「17054：みりん風調味料」とは，本来の調味料である「本みりん（アルコール14.0容量％）」の模造食品である。ぶどう糖や水あめにグルタミン酸や香料を混合したもので，アルコールは1％未満である。

なお，成分表（七訂）「追補2016年」では，（混成酒類）として「缶チューハイ・レモン風味：16059」が新たに追加された。「缶チューハイ・レモン風味」は，焼酎またはウォッカ等を炭酸水とレモン果汁等で割ったアルコール飲料を缶に詰めたものである。

15. しょうゆ

こいくちしょうゆ：17007，うすくちしょうゆ：17008，たまりしょうゆ：17009，さいしこみしょうゆ：17010，しろしょうゆ：17011に分かれている。

V 「食材」から「食品」へ 「食事調査」の実際（その3）

減塩しょうゆ（17086）：通常のしょうゆを製造後，食塩だけ特殊な方法で取り除き，旨味，香り等，他の成分はそのまま残して作られる。なお，「減塩しょうゆ」と一般のしょうゆのほぼ中間の食塩量のしょうゆが，「うす塩しょうゆ」である。「あさ塩しょうゆ」ともいう。うす塩しょうゆは通常のしょうゆの80％（食塩13％）以下の食塩を含む。

だししょうゆ（17087）：しょうゆにだしを加えうまみによる減塩を目的とした調味料である。しょうゆやだしの種類と配合割合により成分量が異なる。

16. みそ

米みそ（17044〜17046）：一般的なみそ（味噌）である。蒸し煮の大豆に米麹（こうじ）と食塩を加えて発酵，熟成させたものである。色の濃淡，塩味（辛さ）の強弱により「甘みそ：17044」，「淡色辛みそ：17045」，「赤色辛みそ：17046」に分類されている。淡色は煮大豆を用いるが，赤色は蒸し大豆を用いる。米麹が多く使用されるほど熟成期間が短くて済む。赤みそは東北地方（津軽みそ，仙台みそなど）で，白みそは，長野県（信州みそ），京都府（西京みそ）で作られている。

麦みそ（17047）：蒸し煮大豆に麦麹（大麦またははだか麦）と食塩を加えて発酵，熟成させたものである。白みそは，九州，中国地方の西部，四国地方の西部で，赤みそは北関東で作られている。

豆みそ（17048）：蒸し煮大豆に麹菌を培養させ，これに食塩水を加えて発酵，熟成させたものである。赤みそは中京地域で作られている。豆の赤みそは，米の赤みそよりも熟成期間が長いので，その色は米の赤みそよりも赤実が強く，黒味をおび，濃い赤茶色である。米みそや麦みそに比べて甘みが少なく，渋み，うまみが強いという。豆みそでは，八丁みそが代表的である。

減塩みそ（17119）：「減塩みそ」は，食塩量（表示で示された値）が9.4〜9.9g/100gの範囲にあった市販品である。

だし入りみそ（17120）：だしを加えてあるみそである。原材料配合割合，米みそ（淡色辛みそ）11，顆粒和風だし1。

米，麦，豆みそには，赤みそと白みそがある。メイラード反応，主に熟成期間による。

赤みそは，1年以上熟成させたもので，食塩濃度が高い。熟成期間が長いので，メイラード反応が進み，褐色となる。白みそは，熟成期間が短く，数か月である。食塩濃度が低い。熟成期間が短いので，色が白く，材料の麦などの粒子が残っているものもある。

各みその種類による食塩相当量（100gあたり）は以下のとおりである。
甘みそ：17044（6.1g），**淡色辛みそ**：17045（12.4g），**赤色辛みそ**：17046

> メイラード反応とは，還元糖とアミノ化合物（アミノ酸，ペプチド，たんぱく質）とを加熱させたときなどに見られる。メライジン（褐色物質）を生み出す反応である。アミノカルボニル反応の一種である。

(13.0g)，**麦みそ**：17047（10.7g），**豆みそ**：17048（10.9g），**減塩みそ**：17119（9.4〜9.9g），**だし入りみそ**：17120（14.1g）

VI

「料理写真集」の写真のみから見た 「食品の大きさ」と「食品の重さ」

「食事調査」の実際（その４）

Ⅵ 「料理写真集」の写真のみから見た「食品の大きさ」と「食品の重さ」「食事調査」の実際（その４）

　第Ⅲ章で述べた「食事調査」の手順の「③「食品の大きさ」を目測する」と「④「食品の大きさ」から「食品」の「食事前の重さ」と「残食の重さ」を推測する」ができるようになるための前段階として，この第Ⅵ章を位置付ける。資料5「料理写真集」に掲載されている「食品」の写真のみ（対象者からの聞き取りなし）から，その「食品の大きさ」をイメージとしてとらえる（目測する）。続いて「食品の重さ」を推測する。

1．「食品の大きさ」（“容積”）はイメージとしてとらえる

　「食品の大きさ」を目測できるようになるには，日頃，訓練を積み重ね，習熟すること以外にはない。自分自身で料理を作り，調理前と調理後にスマートフォン・携帯電話で写真撮影をし，同時に，その料理を構成している全食品の重さも調理前後に測定することである。写真に写っている食品とその重さを比較する（演習2）。この積み重ねが非常に大切である。

　「食事調査」の際には，写真に写された食品を見て，イメージとして「食品の大きさ」をとらえる。そして，対象となっている食品を資料5「料理写真集」と比較して「食品の重さ」を推測する。資料5「料理写真集」に掲載されていない食品については，自分の経験に基づいて「食品の重さ」を推測することになる。この章は，イメージとして「食品の大きさ」及び「食品の重さ」をとらえるのに役立つことを，参考までに述べておくに過ぎない。

　資料5「料理写真集」の背景やスマートフォン・携帯電話で撮影された写真には，5cm×5cmのスケール（または，8.5cm×5.3cmのポイントカードなど）が写されている。しかし，資料5「料理写真集」の写真であれ，スマートフォン・携帯電話で撮影された写真であれ，手前（下）から奥（上）の方になるにつれて，スケールが小さくなっていく。特に広角レンズで撮影されている写真では，下に写っている食品・食器に比べて，上に写っている食品・食器は，かなり小さくなっている。例えば，実際には長方形のものが台形に，実際には円形のものが楕円形に写っている。しかも，スマートフォンや携帯電話の機種によって，レンズ（特に広角レンズ）の焦点距離が異なるようであるので，調査対象者（被検者）が撮影した写真の奥行あるいはスケールが，どの調査対象者の写真も同じように狭くなっていくのではない。このため，奥行きあるいは縦の長さ，高さ（厚さ）の目測には，スケールは，あまり役に立たない。横（水平。左右）の長さの目測には，ある程度，スケールは有用である。資料5「料理写真集」35ページのハンバーグの横ABの計測をしてみよう（Box11）。

Box11 ハンバーグの計測

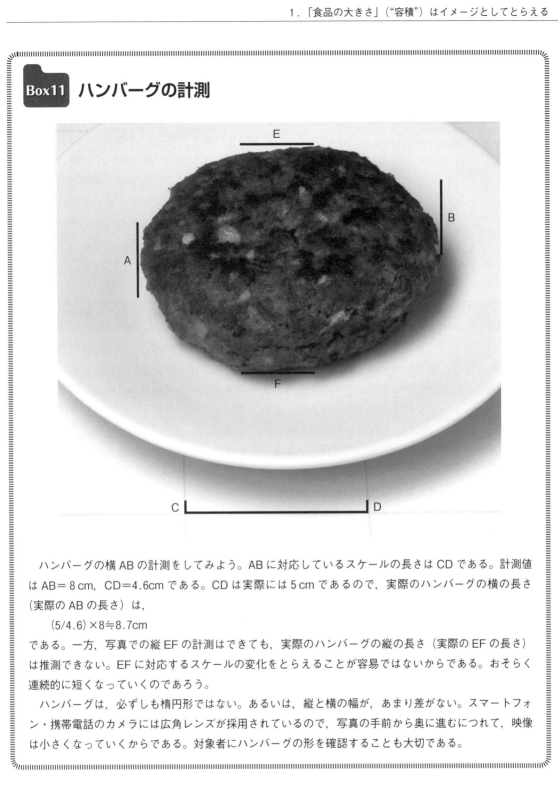

　ハンバーグの横 AB の計測をしてみよう。AB に対応しているスケールの長さは CD である。計測値は AB＝8 cm，CD＝4.6cm である。CD は実際には 5 cm であるので，実際のハンバーグの横の長さ（実際の AB の長さ）は，

　　(5/4.6)×8≒8.7cm

である。一方，写真での縦 EF の計測はできても，実際のハンバーグの縦の長さ（実際の EF の長さ）は推測できない。EF に対応するスケールの変化をとらえることが容易ではないからである。おそらく連続的に短くなっていくのであろう。

　ハンバーグは，必ずしも楕円形ではない。あるいは，縦と横の幅が，あまり差がない。スマートフォン・携帯電話のカメラには広角レンズが採用されているので，写真の手前から奥に進むにつれて，映像は小さくなっていくからである。対象者にハンバーグの形を確認することも大切である。

Ⅵ 「料理写真集」の写真のみから見た「食品の大きさ」と「食品の重さ」「食事調査」の実際（その4）

"容積" について
" "をつけているのは、著者らのこだわりである。水、嗜好飲料水、アルコール類の量は容積（mLなど）で表現されている。しかし、写真も「カップのスケール」も2次元の平面図であるので、容積ではない。しかし、頭の中では容積を考えている。このように、平面図を見ながら、容積を推測しているので、ここでは"容積"と書いている。

以下の「演習3」では、資料5「料理写真集」の「食品」の横の長さを、時には計測し、時には目測し、「食品の大きさ」（"容積"）をイメージとして描き、「食品の重さ」を推測する。横の長さから"容積"（3次元）をイメージとしてとらえる。すなわち横の長さは大きさをイメージするための単なる参考値に過ぎない。「演習3」では横の長さ（計測値ではなく、実際の推測値）のみを示してある。これをヒントにして「食品の大きさ」（"容積"）を頭の中で考える。このことを「食品の大きさ」の目測ということにする。3次元を横の長さで考えることに単純化している。「食品の大きさ」を目測する場合、必ず3次元構造を念頭におかなければならない。ある長方形の食品の横の長さが同じであっても、縦あるいは高さ（厚さ）が異なると、大きさ、そして重さが異なるのはいうまでもないことである。

2．「食品の重さ」の推測について

調査対象者が撮影した写真から「食品」の「食事前の重さ」と「残食の重さ」を比較的正確に推測できるようになるためには、経験の積み重ねがものをいう。

実際に各食品の重量を量る（食事調査のゴールドスタンダードである秤量記録法）のは困難な場合がある。しかしながら、管理栄養士はこの秤量記録法を身に着けておかなければならない。

日頃、外食、調理済み食品などをとる場合も含めて、重量把握の感覚を養うことが大切である。「はじめに」の1では食事調査法の概要を、「はじめに」の2では秤量記録法について述べた。

実際の面接聞き取り調査では、資料5「料理写真集」と、その後半に掲載してある「カップのスケール」・「ピザのスケール」（資料5「料理写真集」136〜142ページ）とを、調査対象の写真と比較し、さらに対象者に聞き取りをしながら、調査対象の「食品」の「食事前の重さ」と「残食の重さ」とを推測することになる。この推測値は資料4を基準値とする。すなわち資料4の重量が今後の「聞き取り調査」での基準値となる。

調査対象の写真と資料5「料理写真集」の写真と比較し、調査対象の「食材」の大きさあるいは"容積"が、資料5「料理写真集」の「食品」と同じであれば、基準値を採用する。すなわち、重さとする。小さいあるいは大きいときには、何％くらい小さいか大きいかを推測し、その、おおよその％（小数に変換する。大きいときは1より大となる）と基準値とを掛けた値（＝積）を重さの推測値とする。ただし、2桁以上の値は、1桁台を5または0で丸める。例えば、39g、64g、128g、213gではなく、40g、65g、130g、215gとする。このように丸めると、再現性が良くなると思われるからである。

めしを例にして説明する。資料5「料理写真集」のめし①（2ページ）よりも少ないときや多いとき、茶わんに盛られた嵩（かさ）と「撮影スケール」（ポイントカードなど）から推測する。ただし、20g単位に丸める（特に理由はない。

しかし，推測値の再現性はよくなる）こととする。例えば，めし①よりも少ないときは，100g，80g（＝100−20），60g（＝100−20×2）などのうちから，最も近いと思う値を選ぶ。めし②よりも多いときは，150g，170g（＝150+20），190g（＝150+20×2）またはめし③（＝200g）などのうちから選ぶ。めし①と②の間と思われる場合は，中間値（100+150）/2 とし，125g とし，それ以外の値は採用しない。②より多い場合は，めし③〜⑧を参照しても良い。めし③〜⑧も①②と同様に取り扱う。

　おにぎりの場合，めしの場合と同様に，資料5「料理写真集」と調査対象のおにぎりの写真とを比較しながら，二つのおにぎりの間と思われるときには，中間値を，少ないときや多いときには，10g 単位で丸めた値とする。ただし，おにぎり④よりも少ない場合は，5g 単位で丸め，推測値を記載する

　資料5「料理写真集」に掲載されていない「食材」あるいは「食品」の大きさと重さは，資料6を参照する。

　下記は，計量カップ，計量スプーンなど，めしの盛り付け，茶わん，湯呑み，グラスなどの大きさと食品別の重さ，魚の切り身の大きさと重さ，果物の大きさと重さ，食品の長方形・円形・楕円形の大きさと重さなどが示されているので，参考資料として利用する。ダウンロードし，手元に置いておく。

　独立研究法人 国立健康・栄養研究所：「栄養摂取状況調査のための標準的図版ツール（2009年版）」に基づく重量目安量（2009年版），2013年改訂。

http://www.nibiohn.go.jp/eiken/chosa/pdf/jyuryomeyasuhyo2009_2013ver.pdf

この本では，「栄研図版ツール・重さ」と略称する。

3．「料理写真集」の「食品の重さ」について

　資料5「料理写真集」と資料4（各料理の「食品」の重量）は，筆者らの経験，各種料理・調理の本，文献，食事調査成績などに基づいて作成した。筆者らが種々検討，吟味したうえで，一般の人々が日常的に摂取している「料理」を選んだ。これらの「料理」を対象として，秤量，調理，写真撮影を行ったものが資料5と資料4である。したがって，今後，適宜，修正していくことになるが，当面，資料4に示されている食品の重量を，実際の「食事調査」の際に，「食品の重さ」推測の基準としても大きな誤りをしないものと考えている。

　実際の「食事調査」のときに，同じ，あるいは類似した食材あるいは食品が資料5「料理写真集」に掲載されている場合，先ず，対象となっている「食品の大きさ」（"容積"）をイメージとしてとらえる。イメージとしてとらえた大きさと資料5「料理写真集」に写っている食品の大きさとを比較し，何倍か，何分の1くらいか，何％くらいかを推測する。そして，この比率と資料4の重量とから，対象「食品の重さ」を推測する。その後の「食事調査」のためには，「食品の大きさ」をイメージとしてとらえてから，「食品の重さ」を推測するように，習慣づけておくことが大切である。

Ⅵ 「料理写真集」の写真のみから見た「食品の大きさ」と「食品の重さ」「食事調査」の実際（その４）

資料５「料理写真集」であれ，スマートフォン・携帯電話で写された写真であれ，調理済の料理・食品である。これらから，「生」の「食品の重さ」を推測しなければならないことが少なくない。「成分表（七訂）」には「生」しか掲載されていない食品があるからである。調理済の写真から「生」の重さを推測することも習慣づけしておかなければならない。

Box12 比例推測法

　複数個の「食品」あるいは「食材」から成る「料理」の，各食品（食材）の「食事前の重さ」を推測するのは困難である。その代替策は，次のようである。先ず，「料理」全体の「食事前の重さ」Cを推測する。このことは，比較的容易である。次に，当該「食品」の"真"の重量Ａ（資料４）と「料理重量」Ｂの比（A÷B）を求める。構成している「食品」の「食事前の重さ」Xを，次式で推測することができる。

　　　X＝C（A÷B）

　例えば，資料４によると，肉野菜炒めの「料理重量」Ｂは95g，その中の豚肉・生Ａは20gである。仮に，「聞き取り調査」で対象としている肉野菜炒め全体の「食事前の重さ」Ｃが130gとすると，

　　　X＝130×（20÷95）＝27.4

　今，対象としている野菜炒めの中の豚肉・生は約27g（≒25g）と推測できる。以下，この方法を「比例推測法」という。

　読者諸君は，直ぐに気がつかれたと思うが，この方法は，「演習３」の解答としては正しい。しかし，資料４の「料理」，「食品」は特別な例である。実際の食事調査で，このような「食品」（重さも含む）構成の「料理」は少ないからである。したがって，「食品」の「食品の重さ」は自分自身で推測できるようにもしておかなければならない。

4．演習3

演習3

　資料５「料理写真集」の写真のみから（つまり対象者からの聞き取りなしで），「料理」を構成している「食品の大きさ」（"容積"）をイメージとしてとらえ，次に「食品の重さ」を推測する演習を行う。そして，その推測値を「食品」の秤量結果（資料４）と比較する。

　資料５「料理写真集」の全料理を対象とせず，主食，主菜，副菜から，適宜，選択してもよい。

　「食品の重さ」の推測値が秤量値の±10〜20％以内であれば正解（合格）とする。例えば，秤量値が100gであれば，80〜120gと推測できれば"合格"である。

　「食品の重さ」の正答（重量）は資料４に示されているので，この第Ⅵ章では，

特に留意すべき点に絞って述べる。

5. 「演習3」の解答と解説① 主食

めし①～⑧（資料5「料理写真集」2～7ページ）：「食品の大きさ」の目測では，先ず，お茶わんの大きさ，すなわち大（どんぶり鉢，⑤⑥），中（①②③），小（④）を区別する。あるいは資料5「料理写真集」に基づいて茶わんの直径（横径。以下，単に横と表現する。四角形の食品が斜めに写されている場合は，「約」～cmとしておく）を計測する。次に，めしの盛り方を見る。その後，めしの重さを推測し，資料4のめし重量と比較する。

めし①②③の茶わんの横は12.5cmである。調理時あるいは盛り付け時の実物の横径を計測した値でもないし，写真上の計測値でもない。本章の第1節で述べたように，写真上の計測値とスケールとの比から求めた値である。

めし①は横（写真上，最も長いと思われる横径）7.7cm，100g，②は横9.8cm，150g，③は横10.3cm，200gである（重さは資料4による）。このように，横の長さは重さに比例していない。横の長さを参考にしながら，大きさ"容積"をイメージし，そして重さを推測する。横の長さは，あくまでも大きさをイメージする，あるいは目測するための参考値に過ぎない。したがって，以下の料理あるいは食品では，一部の料理・食品の横の長さを示しておく。読者は，当初，料理あるいは食品の横の長さを計測し，スケールを参考にして実際の長さに換算し，それに基づいて大きさをイメージする。食事調査に習熟すれば，横の長さを計測することなく，大きさをイメージしてよいだろう。

めし④の茶わんの横は11.6cm，めしの横は8.9cmである。めし⑥は，それぞれ16.6cm，12.6cm，めし⑦は25.1cm（皿の横），15.5cmである。「めしの大きさ」ひいては「重さ」の推測は，非常に重要である。めしは日本人の主食であり，エネルギー摂取量に占める割合が大きいからである。そのため，次のように自分で実習する。茶わんの大，中，小を用意する。茶わんの直径と高さ（深さ）を計測する。次に，めしを，100g（あるいは小の場合は50g）から50g間隔で，3～5杯分を盛り，それぞれをスマートフォン・携帯電話で写真にとり，写真の写り方（大きさ）とその重さを対応させる。資料5「料理写真集」では，めし①と②と③とは並べて掲載されているので，盛り方の差が分かるが，実際の「食事調査」の際には，①②③のいずれかを見ただけでは「大きさ」の目測は困難である。①②③のいずれか一つを見ただけで「食品の大きさ」を目測できるようにするための実習でもある。

実際の「食事調査」のときは，例えば，既述のように，資料5「料理写真集」のめし①～⑥，あるいは⑦⑧のいずれかと，調査対象者の写真とを比較し，対象者のめしの大きさが資料5「料理写真集」の何倍か，何分の1くらいか，何%くらいかを目測する。そして，資料4に示してある重量と目測した比率とから，対象者のめしの重さを推測する。めし以外の食品も同じ手順を踏む。

Ⅵ 「料理写真集」の写真のみから見た「食品の大きさ」と「食品の重さ」「食事調査」の実際（その４）

なお，めし（精白米）の中茶碗の盛り方と重さ，子ども茶碗，中茶碗，大茶わんに八分目に盛ったときの重さについては，「栄研図版ツール・重さ」を参照すること。

おにぎり①〜⑤（東日本では，おむすびと呼ぶことが多い）（資料5「料理写真集」8，9ページ）：資料5「料理写真集」では，おにぎりはスケールと平行して写されていないので，イメージとしてとらえる。しかし，「おにぎり①②③の大きさ」をイメージとしてとらえるには，厚さ（幅），三角形の高さ，三角形の底辺を念頭におく。「おにぎり④⑤の大きさ」をイメージとしてとらえるには楕円形の縦と横，厚さである。球型のおにぎりの場合は直径である。おにぎりがのせられている皿の大きさ（縦×横，特に横）も参考になる。

おにぎり①〜⑤の重さは，100，150，200，30，50gである。

食塩は，おにぎり①1.0g，②0.8g，③1.0，④0.2g，⑤0.3gである。

おにぎりの表面には，ごま・いり（「成分表（七訂）」60ページ，食品番号05018）がのっているので，その重さを推測する。おにぎり①②③のごまの重量は0.5g，④⑤は0.3gである。

また，おにぎり①〜⑤には，のりがない。のりが巻いてある場合は，「成分表（七訂）」（114ページ）のあまのり（09003〜09005）とする（資料6：のり。全型1枚3g）。おにぎり①の全体をのりでつつんでいる場合は，1/2枚（1.5g）とする。

ここで注意すべきことは，おむすび①〜⑤には，具が入っていないことである。おにぎりの中の具は，写真には写らないので，具が入っていたか否かを，そして具の内容を必ず聞かなければならない。**からし明太子**，**梅干し**，**削り節（かつお）**などである（資料6）。特に，コンビニエンスストアのおにぎりである。具の重さは包装紙を参照するか，資料6に基づいて推測する。

焼きもち①，②（資料5「料理写真集」9ページ）：「食品」は，もち米製品のもち（「成分表（七訂）」42ページ，食品番号01117）を採用する。

「焼きもち①の大きさ」をイメージとしてとらえるには，縦×横（＝3.8cm）×高さで，「焼きもち②の大きさ」は円の直径（横＝3.8cm）と厚さでる。

資料4では焼きもちとなっているが，「成分表（七訂）」（42ページ）では，単にもちとされているので，焼きもちから焼く前の生の重さを推測することになる。焼きもちの重さの約10%増が，生の重さのようである。

にぎり寿司（資料5「料理写真集」10ページ）：スーパーなどで販売されているにぎり寿司である。他のにぎり寿司も，以下に準じる。

めしは1貫あたり18gである。いくら・うに巻のめしの量は10gである。

寿司の具（俗にネタともいう）の魚は一つ10g，甘えび，うに，こはだは，つぶ貝など，小さい具あるいは重さの軽い具は5gである。たまご焼は，30gである。

しょうが（しょうが・漬物・甘酢漬）は15gである。

食べるときのつけじょうゆの量は，具側につけた場合，少なめ0.1g，多め

5．「演習3」の解答と解説①　主食

0.5gとする）。寿司めし側につけた場合，少なめ0.15g，多め1.15gとする。なお，寿司皿に添えられているしょうゆ（こいくちしょうゆ）は5gである。

　　寿司めしの合わせ酢（寿司めしの味付け方法。すし酢・にぎり用の量）については，第Ⅷ章も参照すること。

助六寿司（資料5「料理写真集」11ページ）：スーパーなどで販売されている助六寿司である。

　　かんぴょう巻の横は2.4cm，いなり寿司の横は8.2cm，太巻の横は4.0cmである。

　　資料4には，かんぴょう巻4個分，いなり寿司2個分，太巻3個分の食品の重量が示されている。各1個のめしの重量は，かんぴょう巻15g，いなり寿司30g，ふと巻20gである。

　　にぎり寿司のしょうが（15g）と助六寿司のしょうが（5g）の写真を参考にして，今後の「食事調査」での寿司に添えられているしょうがの重さの推測に利用する。

カレーライス（資料5「料理写真集」12ページ），**チャーハン**（資料5「料理写真集」13ページ）：カレーとめしは，半円ずつと考える（写真を一見すると，全体の形は円ではなく楕円に見える）。カレー＋めしの中央の横（円の中央横線）は16.8cmである。

　　今後の「食事調査」でのカレーライスの<u>めしの重さ</u>（本例は200g）の推測には，資料5「料理写真集」めし⑦⑧（6，7ページ）も参考にする。

　　この写真のカレーの「食品」の細類までは分からなくても，牛肉・焼き，たまねぎ・ゆで，じゃがいも・水煮，にんじん・ゆで，カレールウ（17051）は確認できると思われる。このように「食品」の確認ができるケースは，対象者自身が調理したカレーであるので，「食品の重さ」も聞き取れるかもしれない。前章で述べたように，多くの場合，カレーの「食品」の推測は困難であるので，「成分表（七訂）」（18　調理加工食品類）の「カレー：18001」とし，その重さを推測する。本例は270gである。そして牛肉，たまねぎなどの「食品」の細類と「重さ」を推測する。

　　カレー粉については資料6を参照すること。

　　とんかつが添えられている場合（かつカレー）は，資料5「料理写真集」（39ページ）と資料4のとんかつを参照する。

チャーハン（資料5「料理写真集」13ページ）：チャーハンの直径（横）は15.6cmである。

　　対象者自身が調理したチャーハンあるいはピラフは別にして，カレーライスの場合と同じように，「成分表（七訂）」（18　調理加工食品類）の「ピラフ：18014」を採用し，チャーハン全体の重さを推測する。本例は約350gである。

トースト，クロワッサン，フランスパン，ロールパン（資料5「料理写真集」14〜17ページ）：パン類は「成分表（七訂）」（37〜38ページ，パン類：01026〜01037，01148）のいずれかに当てはめる。また，パンあるいはパンに類似した

65

VI 「料理写真集」の写真のみから見た「食品の大きさ」と「食品の重さ」「食事調査」の実際 (その4)

「食品」については，菓子パン類，ケーキ・ペースト類（「成分表（七訂）」184
～185ページ）を，必ず参照する。

　パン類の重さを推測するには，下記の重量を参考にする。

　食パンの大きさは，先ず，何枚切のものであるかを確認する。この例の食パ
ンは6枚切で，1枚60gである。そして4枚切は90g，8枚切は45g，10枚切は
35g，12枚切は30g，そして**ロールパン**1個30gとする。その他のパンについて
は資料6を参考にする。

デニッシュパンあるいは**ペストリー**（資料5「料理写真集」18ページ）：「15　菓
　子類，ケーキ・ペストリー類」，「成分表（七訂）」（184ページ，デニッシュペ
　ストリー：15076）とする。

　資料5「料理写真集」のデニッシュパンは，「成分表（七訂）」の「デニッ
シュペストリー：15076」とかなり異なるものと思われるが，「成分表（七訂）」
の「デニッシュペストリー」を採用せざるを得ない。もし，調査対象となって
いるものに包装紙があれば，重さは，それを優先する。また，果物などが入っ
ていて，その重さを推測できるのであれば，その値も使う（資料5「料理写真
集」の果物などと資料4を参考にする）。

サンドウィッチ（資料5「料理写真集」19ページ）：上2個の食パンは，三角形
　の，おおよその底辺，高さを念頭に入れながら，下3個は，縦，横（幅），高
　さを念頭に入れながら大きさをイメージする。

　上2個の食パンは計20g，下3個は計25gである。

　一般に，サンドウィッチ用の食パン1斤は340～450gである。資料5「料理
写真集」19ページのサンドウィッチには，1斤360gの食パンが使われている。
食パン・みみなしは12枚切1枚20g，6枚切1枚40gとする。

　そして，写真には写っていないものもあるが，実際に使用されている有塩バ
ター（10g），練りマスタード（1g），マヨネーズ・卵黄型（12g）の重量，そ
してパセリ・葉2個（5g）の重量の値は，今後の「食事調査」に現れてくる
サンドウィッチに使われている「これら食品の重さ」の推測に使用する。

かけうどん，ざるそば（資料5「料理写真集」20，21ページ）：「成分表（七訂）」
　にはうどん・ゆで，そば・ゆでが掲載されている。ゆでの重さを推測する。こ
　の例では，うどん・ゆで220g，そば・ゆで220gである。かけうどんの鉢の横
　（内径）は15.6cm・スケールの5cmは4.6cmで，ざるそばの横は14.5cm，縦
　は9.5cmである。今後の「食事調査」でのうどん・ゆでとそば・ゆでの重さ
　を推測する場合の基準値とする。

　めんつゆ・ストレート：17029は，横（内径）15.6cmの鉢に入ってはいるが，
めんつゆの写真の写り方は，めんの量に左右される。めんつゆは200gである。
ざるそばのあまのり・焼きのり：09004は0.05g（0.1gと推測しても"正解"
とする）である。

　ざるそばには，通常，つけ汁，根深ねぎがついているので，その大きさと重
さを推測することを忘れてはならない。しかし，この例には，写真に全体像が

5．「演習3」の解答と解説① 主食

写っていないので大きさと重さの推測を，この「演習」では省略する。つけ汁の調味料については Box13 を見る。

Box13 つけ汁

つけ汁：なお，ゆでめんは**1人分200g**の場合とする

種類		つけ汁 （1人分）	和風だし*	こいくちしょうゆ （「食品番号」 17007）	本みりん （「食品番号」 16025）
			g（200mL カップ）	g（大さじ）	g（大さじ）
そば	うす味	60mL	200g（1）	36g（2）	18g（1）
	濃い味	40mL	100g（1/2）	36g（2）	18g（1）
そうめん きしめん	うす味	60mL	200g（1）	30g（1 ＋2/3）	18g（1）
	濃い味	50mL	150g（3/4）	36g（2）	18g（1）

＊和風だし：通常，「顆粒風味調味料だし」（「成分表（七訂）」198ページ：17028）を約150倍希釈したものが和風だしとして利用される。

　なお，うどんやそばには，天ぷら，油揚げ，鶏卵，鶏肉などがついていることがある。これらの聞き取りで大きさと重さの推測を忘れないようにする。なお，鶏卵は正味55g（卵黄17g，卵白38g），うずらの卵は正味12gである）。

ミートソース（スパゲッティ）（資料5「料理写真集」22ページ）：スパゲッティ部分の横（幅）からスパゲッティの大きさを，ミートソース部分の横からミートソースの大きさをイメージする。

　スパゲッティ・ゆで：01064は210gである。前章で述べたように，ミートソースを構成している「食品」の推測は困難であるので，「成分表（七訂）」のミートソース：17033・150gとしてよい。なお，ミートソースの上にのっているパセリの重さは1g，パルメザンチーズは5g，さらに炒めに用いられたであろうオリーブ油は10gである。

ピザについて

　「ピザのスケール」は下記の重さを基準値とする。「成分表（七訂）」には，ピザ生地のみ成分が掲載されているので，ピザ①から④のいずれかを選ぶことを原則とし，その他チーズ，野菜等トッピングについては，別途加算する。

　　ピザクラフト①＝13g　ピザクラフト②＝20g　ピザクラフト③＝20g　ピザクラフト④＝30g

ラーメン（資料5「料理写真集」23ページ）：先ず，ラーメン鉢（ラーメンどんぶり）の大きさと中華だしの入っている量（鉢のどれくらいまで入っている

67

Ⅵ 「料理写真集」の写真のみから見た「食品の大きさ」と「食品の重さ」「食事調査」の実際（その4）

か）を考える。

中華めん・ゆで（01048）は230gである。焼き豚（11195）20g（実物の1枚 ＝3cm×7cm×3mm），めんま（しなちく）・塩蔵・塩抜き（06152）15g，ほうれんそう・葉・ゆで（06268）20g，根深ねぎ・葉・軟白・生（06226）5gとこれらの味付けに使われた調味料（資料4），そして中華だしは，市販品小袋の濃縮スープ（17142）35gに，お湯250mLを加えて推測する。お湯の量は，説明文などに記載されている容量を採用する。

冷やし中華（資料5「料理写真集」24ページ）：皿の横の長さ，めん・具の全体の横の長さから，それぞれの大きさをイメージする。中華めん・ゆで（01048）230g（写真では具の下にあるので重さの推定は困難であるが……），ロースハム20g，うす焼きたまご（たまご・ゆで25g，食塩0.1g，調合油1g），ブラックマッペもやし・ゆで40g，きゅうり・果実・生30g，ミニトマト・果実・生7g，そして，冷やし中華たれ50gである。もやし，ロースハム，きゅうり，たまご焼の大きさ（かさ）は，ほぼ等分ずつ（1/4）に盛られている。

焼きそば（資料5「料理写真集」25ページ）：皿の横径，焼きそばの横の長さを考える。蒸し中華めん180g，豚ロース・脂身つき・焼き20g，キャベツ・結球葉・ゆで30g，にんじん・根・皮むき・ゆで20g，調合油5g，やきそば粉末ソース10g，しょうが・漬物・酢漬5g，青のり・素干し0.1gである。しかし，「食品」の推定でさえも困難な例である。

コーンフレーク（資料5「料理写真集」26ページ）：器の大きさを考え，それからコーンフレーク・牛乳部分の全体像をイメージする。コーンフレーク40g，普通牛乳50gである。実際の調査では，単一の具ではなく，いくつかのシリアル食品が混ぜられていることもあるが，各シリアルは「成分表（七訂）」には掲載されていない。重量については，包装紙，説明書などに記載されている重量を採用する。

ホットケーキ（資料5「料理写真集」27ページ）：ホットケーキの横は12.0cmである。バターの横は，3.5cmである（斜めに写されているのでおおよその値である。バターは溶けていることもある。溶ける前の大きさを聞き取る）。

プレミックス粉・ホットケーキ用（01024）160gである。しかし，市販のホットケーキミックスの説明書には，例えば，本例のように，鶏卵60g，普通牛乳100g，有塩バター10gをホットケーキミックスに混ぜることが勧められているので，「食事調査」の聴き取りでは，これら「食品」の使用を確認し，それぞれの重さを推測する。はちみつ（3 砂糖及び甘味類：03022）などをつけて食べることもあるので，その重さを推測する。

6．「演習3」の解答と解説② 主菜

サーロインステーキ（資料5「料理写真集」30ページ），**ヒレステーキ**（31ページ），**サイコロステーキ**（32ページ），**焼き肉**（33ページ）：サーロインステー

キは横約16.0cmで，ステーキ②は約10.7cm，サイコロステーキは1辺2.3cmくらいのもの8個，焼き肉は横2.1cmくらいのもの5個である。にんじんは直径（横）4.3cmである。サーロインステーキのバターの横径は2.4cmである。次に，縦，厚さも考慮する。なお，サーロインステーキでは，輸入牛肉が使われているが，実際には，和牛肉，乳用肥育牛肉など，牛肉の中分類は分からないことが多い。そのような場合は，乳用肥育牛肉とする（第Ⅴ章）。

　うし（牛肉），にんじん，フライドポテト，そして，パセリ（バターで炒めているものもある），レモンの重さ，特に，うしの重さは，比較的正確に推測できなければならない。さらに味付けに用いられている調味料とその重さは，資料4を参考にして推測する。

　うし（牛肉）の細類で，ゆで，焼きなどの「調理条件」が掲載されているのは，乳用肥育牛肉（和牛，国産牛）では，「リブロース」，「もも」だけである。スマートフォン・携帯電話のカメラで撮影された写真は「料理」，つまり煮たり，焼いたりした牛肉である。写真から生の重さを推測しなければならない。これには，食事調査の経験を重ねる以外にやりようはない。なお，参考までに，調理前後の牛肉の重さの変化は，Box14に示しておく。

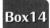

牛肉の調理前後の変化について
―焼き，ゆでから生の重さの推測―

部位[*1] (小分類)	調理法	エネルギー (kcal/100g)	比	脂質 (g/100g)	比	生への 換算比[*2]	換算比の 適用部位[*3]
リブロース (脂身つき)	生	409	1	37.1	1		リブロース， かたロース，ばら， サーロイン，ヒレ
	焼き	511	0.80	45.0	0.82	0.80	
	ゆで	478	0.86	43.0	0.86	0.86	
もも（皮下 脂肪なし）	生	181	1	9.9	1		もも， かた，そともも， ランプ
	焼き	245	0.74	13.2	0.75	0.75	
	ゆで	262	0.69	13.8	0.72	0.70	

[*1] 「乳用肥育牛肉」（国産牛）の部位
[*2] 生への換算比は，エネルギーの比と脂質の比の中央値である。
　　「焼き」あるいは「ゆで」で推測した重さAを換算比Bで割る。例えば，リブロース「焼き」の重さの推測値を130gとすると，「生」＝A÷B＝130÷0.80＝162.5≒160g　となる。
[*3] 換算比は，「和牛肉」「乳用肥育牛肉」「輸入牛肉」「子牛肉」のすべてに適用してよい。

Ⅵ　「料理写真集」の写真のみから見た「食品の大きさ」と「食品の重さ」「食事調査」の実際（その4）

ローストビーフ（資料5「料理写真集」34ページ）：資料5「料理写真集」からはローストビーフ（加工品：11104）の大きさを見るのは困難である。通常のローストビーフ1枚当たりの重さは約15gである（資料6）。

　　この例ではホースラディッシュ：06270（わさびだいこん，西洋わさびともいう）3gがついているが，わさび（6　野菜類：06322，06323。説明は「成分表（七訂）」290ページ），わさび（17　調味料及び香辛料類：17080，17081。説明は「成分表（七訂）」445ページ）もあるので，三者の区別をできるようにしておくのが望ましい。

ハンバーグ（資料5「料理写真集」35ページ）：一般的に食べられている「ハンバーグステーキ」は，資料4の「食品」と配合量が用いられていることが多いようである。しかし，原則としては，「成分表（七訂）」のハンバーグ・冷凍（18　調理加工食品類：18013）を採用する。

　　資料5「料理写真集」の左側（小さいもの）の大きさは横6.3cm，重さ40g，右側の大きさは横8.7cm，重さ125gである。実際の「食事調査」では，調査対象の写真を，これら二つのいずれかの大きさと比較しながら，「ハンバーグの重さ」を推測する。6.3cm/8.7cm＝0.76，40g/125g＝0.32から分かるように，横の長さと重さは比例していない。縦，厚さに差があるからである。大きさは2次元だけからは推測困難である。横の長さを考慮に入れながらも，3次元“容積”をイメージして，重さを推測しなければならない。

チンジャオロース（資料5「料理写真集」36ページ）：先ず，皿の横とチンジャオロースの盛られている部分の横とから，大きさをイメージする。

　　複数の「食品」が混ざっている「料理」は，先ず，「料理」全体の重さ（本例では100g）を推測する。次に，各「食品」と調味料などの重さを推測する。

豚肉のしょうが焼き（資料5「料理写真集」37ページ）：このぶた（豚肉）の大きさを表現するのは困難である。イメージとしてとらえざるを得ない。

　　ぶた（豚肉。ロース・脂身つき・焼き：11124）は65g，レタス（06312）は30gである。そして，ぶたの味付けに用いられている調味料などの重さを推測する。

ぎょうざ（資料5「料理写真集」38ページ）：このケースは，実際に調理されたぎょうざであるので，ぎょうざを構成している「食品」が資料4に示されている。多くの場合は，構成「食品」が分からないことが多い。このような場合は，「成分表（七訂）」（18　調理加工食品類：18002）のぎょうざ（冷凍）を採用する（第Ⅵ章）。1個当たりの重さ20gを，今後の「食事調査」での重さの推測に利用する。

　　たれ（こいくちしょうゆ）の重さは6g（小さじ1）である。

とんかつ（資料5「料理写真集」39ページ）：とんかつ全体の横は約15cmで，ぶた（ロース・脂身つき・とんかつ：11276）は120gである。ミニトマトの直径は2cm，20gである。キャベツは50gである。

しゅうまい（資料5「料理写真集」40ページ）：資料5「料理写真集」は調理後

（蒸す）のしゅうまいである。各食品について，調理後の大きさから調理前の重さを推測しなければならない。しかし，ぎょうざの場合と同様に，原則としては，「成分表（七訂）」（18　調理加工食品類：18012）のしゅうまい（冷凍）を採用せざるを得ない。

チキンソテー（資料5「料理写真集」41ページ），**から揚げ**（資料5「料理写真集」43ページ）：若鶏肉・もも・皮つき・焼き（部位などの詳細な分類については27ページBox 4）の横は10cmで，重さは100gである。ブロッコリー・花序・ゆで30g（大小いくつかが混ざっているが，1個5～6gとする），にんじん・根・ゆで30g（輪切りされているもの1個10gくらいである）と味付けの食塩2g，こしょう・混合・粉0.06g，ソテーに用いた**油脂**の重量：調合油9gを，今後の「食事調査」での重さの推測に利用する。から揚げは，若鶏・もも・皮つき・から揚げ80g，パセリ・生2gである。

焼き鳥（資料5「料理写真集」42ページ）：大きさは1個ずつよりも“具全体”の大きさを見たり，あるいは使用されている“具”の個数から重さを推測するのが一つの策である。ねぎま（左上。若鶏肉・もも・皮つき・焼き1個6～7g。根深ねぎ・葉・軟白・ゆで1個5g），つくね（にわとり・ひき肉・焼き1個直径約2.5cm，約10g），鶏皮（にわとり・皮・もも・生。全体60g），鶏もも（若鶏肉・もも・皮つき・焼き。全体30g。1個10g），鶏レバー（にわとり・肝臓・生。鶏レバー全体40g）。調理後の大きさを見て（写真を見て），調理前（生）の重さを推測ことになるものもある。

　調味料は，焼き鳥のたれ（17112）が使われている。焼き鳥の種類によって調味料，その重さが異なるので，今後の「食事調査」では，これらを参考にする。

刺身盛り合わせ（資料5「料理写真集」44ページ）：スーパーなどで販売されている刺身である。市販の刺身の大きさは，そして重さもこの写真と同じと考えてよいだろう。

　1切れ当たり，まぐろ・赤身約13g，はまち約13g，カツオ（秋穫）のたたきは，生10g，しめさば6～7gで，いかは全部で15gである。

　なお，帆立貝貝柱正味1個25g，とりがい長さ8cmのもの1枚5gである）。

　そしてだいこん（刺身の下にあるので，一部しか写真に写っていない）90g，にんじん3g，大葉（しそ・葉・生）5枚2g，わさび（わさび・練り）2gである。今後の「食事調査」での重さの推測には，1切れ（あるいは1個）の重さ，全体の重さ（いかなどのように，1切れの重さが不明確なもの）など，資料6の数値を，適宜，利用する。

　かれいの煮付け（資料5「料理写真集」45ページ），**焼き魚　あじ**（資料5「料理写真集」46ページ），**焼き魚　あじの干物**（資料5「料理写真集」47ページ），**焼き魚　いわし**（資料5「料理写真集」48ページ），**焼き魚　塩さば**（資料5「料理写真集」49ページ），**焼き魚　さんま**（資料5「料理写真集」50ページ），**焼き魚　鮭**（資料5「料理写真集」51ページ），**焼き魚　ししゃも**

VI 「料理写真集」の写真のみから見た「食品の大きさ」と「食品の重さ」「食事調査」の実際（その4）

（資料5「料理写真集」52ページ），**ぶりの照り焼き**（資料5「料理写真集」53ページ），**うなぎかば焼**（資料5「料理写真集」54ページ）：かれいの煮付けの大きさは，台形のイメージで，上辺，下辺，高さからイメージする。他の食品と異なって，一尾丸ごとの焼き魚は，口の先端からしっぽの付け根あたりまでの長さは，大きさに比例していると考え，大きさの目安としてもよいであろう。

あじ約18cm，あじの干物13〜14cm，いわし16〜17cm，さんま26〜27cm，ししゃも（真ん中）12〜13cm。なお，ここで「○〜○cm」と記述しているのは，やや斜めに写されているので，必ずしも「横」に対応していないからである。いわし，さんま，あじの1尾丸ごとの大きさ（口先からしっぽまでの長さと背から腹までの長さ）と重さ（可食部の重さも掲載されている）は「栄研図版ツール・重さ」（4ページ）も参考にする。

次に，上記の資料5「料理写真集」で計測した"大きさ"を資料4の一尾丸ごとの重さ（なお，ししゃもは1尾約10g）と対応させる。

あるいは上記の"大きさ"を，以下に示してある正味（可食部分）の重さと対応させておく。資料4の「料理重量」は一尾丸ごとの重量である。しかし，魚は，身を食べ，骨，頭，尾，内臓などを食べない。魚は廃棄率を考慮して，正味の重さ［＝1尾丸ごとの重さ×（1−廃棄率）。廃棄率は小数表示］を推測することとする。例えば，「焼き魚　さんま」（資料5「料理写真集」50ページ）は200gであるが，「成分表（七訂）」（132ページ）によると皮つき・焼きの廃棄率35％（＝0.35）であるので，正味130g（＝200×0.65）が重さとなる。

一方，「焼き魚　塩さば」（資料5「料理写真集」49ページ）は，可食部分のみである。「食品」を，さば類・加工品・塩さば：10161とし，焼く前の重さを推測する。「かれいの煮付け」（資料5「料理写真集」45ページ）は，子持ちがれい・水煮：10105とし，110g，廃棄率15％を考慮して，正味90gとなる。「うなぎかば焼」（資料5「料理写真集」54ページ）は，「食品番号10070」を採用し，重さを推測する。

塩さば，さけ，ぶりの照り焼き，うなぎかば焼は，縦，厚さを考えて，大きさをイメージする。魚（ぶり，鮭，さわら，かれい，あじ，さば）の切り身の大きさと重さも「栄研図版ツール・重さ」を参考にする。

あさりの酒蒸し（資料5「料理写真集」55ページ）：資料5「料理写真集」のあさりの可食部分（からを除く）は22個で25gである。

あじフライ（資料5「料理写真集」56ページ），**海老フライ**（資料5「料理写真集」57ページ），**カキフライ**（資料5「料理写真集」58ページ）：フライは，主材料（魚など）と"ころも"，そして，味付けの調味料（ウスターソース，マヨネーズなど）の重さを推測する。

あじフライの左側からしっぽの付け根あたりまでの長さは約9.6cmである。まあじ・皮つき・フライの正味は90g，キャベツ・結球葉・生の全体の重さは20g，ミニトマト・果実・生（右側）は重さ20gである。

海老フライは曲がっているので，大きさは簡単には表現できないので，イ

メージで大きさをとらえる。ブラックタイガー・生25gで，写真の左18g，右15g，パセリ・葉・生 2 g である。海老フライは，下記の冷凍食品「食品番号18009または18020」を用いてもよい。なお，海老の種類の決め方については，Box 7 （45ページ）を参照する。

　　かき・養殖・フライの正味は120g（ 1 個24g），レモン・皮つき1/8切16g（実際に摂取されるのは，レモン・果汁・生4.8g），パセリ・葉・生 2 g である。天然物のかきは，「成分表（七訂）」に掲載されていないので，養殖と同じように扱う。ころもについては95ページ「調味料の割合・吸油率」の【揚げ物】を参照する。

　　いかフライ，海老フライ，白身フライの冷凍食品については，「成分表（七訂）」（18　調理加工食品類）の「食品番号：18019，18020，18021」を利用する。「フライ済み冷凍食品」のため揚げ油を考慮する必要がない。「食品番号：18008，18009，18010」はそれぞれ「冷凍」をフライ用のため吸油率を考慮して"揚げ油"を追加する必要がある。

ポテトコロッケ（資料 5 「料理写真集」59ページ）：市場のコロッケの多くは，横 6 cm，縦 9 cm，厚さ 2 cm の楕円形である。コロッケの中身は，じゃがいも・塊茎・蒸し100g，ぶた・ひき肉・焼き20g，たまねぎ・りん茎・ゆで20g，調合油 2 g で，さらに"衣"があるが，対象者が調理をしていて，かつ本人から聞き取りをしている場合を除き，各「食品」とその重さを推測するのは困難である。「成分表（七訂）」（18　調理加工食品類）の「コロッケ・クリームタイプ：18006（フライ用冷凍），18017（フライ済み冷凍）」，または「ポテトタイプ・フライ用：18007（フライ用冷凍），18018（フライ済み冷凍）」を採用する。資料 5 「料理写真集」に写っているコロッケは 1 個約75g である。調査対象のコロッケ（冷凍食品など）は，大きさを目測し，重さは， 1 個75g と比較して推測する。

　　食事の際に摂取した味付けの調味料はウスターソース・中濃ソース（聞き取りで確認する） 4 g である。そしてキャベツ・結球葉・生30g，ミニトマト・果実・（横2.5cm）30g がいわば"演習の正解"である。

天ぷら　海老，きす（資料 5 「料理写真集」60ページ），**天ぷら盛り合わせ**（資料 5 「料理写真集」61ページ）：資料 5 「料理写真集」60ページの海老ときすは，資料 5 「料理写真集」61ページのものと同じである。

　　この例の海老の天ぷらでは，バナメイエビが使われているので，比較的簡単に栄養価計算が可能である（養殖・天ぷら：10416）。

　　現在天ぷらには，以下の 9 種類が「成分表（七訂）」（追補版を含む）に掲載されている。

〈いも類〉

　（さつまいも類）さつまいも・塊根，皮つき－天ぷら（02047）

　（なす類）なす・果実－天ぷら（06343）

　（しめじ類）ぶなしめじ－天ぷら（08056）

Ⅵ 「料理写真集」の写真のみから見た「食品の大きさ」と「食品の重さ」「食事調査」の実際（その４）

〈魚類〉

きすー天ぷら（10400）

（さけ・ます類）たいせいようさけ・養殖，皮つきー天ぷら（10437）

（さけ・ます類）たいせいようさけ・養殖，皮なしー天ぷら（10444）

〈えび・かに類〉

（えび類）バナメイエビ・養殖ー天ぷら（10416）

〈いか・たこ類〉

（いか類）するめいか・胴，皮なしー天ぷら（10419）

〈鳥肉類〉

にわとり［若鶏肉］・ささみー天ぷら（11299）。

　これら以外では，天ぷらの大きさあるいは重量に比例して“ころも”の「食品」の重さを推測する（95ページ「調味料の割合・吸油率」の【揚げ物】参照）。

　海老のてんぷらは，海老フライの項で述べたように，曲がっていて，大きさは簡単には表現できないので，イメージで大きさをとらえる。バナメイエビ・生・養殖25g（2個）で，揚げた後では，左16g，右19gである。なお，しばえび（1尾8g）は正味4g（からなどを取り除いた後），くるまえび（1尾35g）は正味15g，大正えび（1尾50g）は正味25gである。

　資料5「料理写真集」60ページのきす・天ぷらは30g（2個）である。資料5「料理写真集」61ページのきすの天ぷらは全体像が見えないが，資料5「料理写真集」60ページのきす・天ぷらと同じで15gである。

　西洋かぼちゃ・ゆで20g，にんじん・根・皮むき・ゆで10g，さやいんげん・若ざや・ゆで10g，さつまいも・塊根・皮つき・天ぷら25g，しいたけ・菌床栽培・ゆで（横・約4.1cm）20gである。

　以上のように，「成分表（七訂）」に天ぷらがない場合には，揚げた天ぷら（撮影された写真）の“大きさ”から，「食品」のゆでを，時には生の重さを推測することになる。

　天ぷら盛り合わせにつけられているだいこんおろし，すなわちだいこん・根・皮むき・生・おろしは15g，しょうが・根茎・皮むき・生・おろしは2gである。

かき揚げ（資料5「料理写真集」62ページ）：切りみつば・葉・ゆで10g，たまねぎ・りん茎・ゆで20g，さくらえび・素干し5g，“ころも”は，薄力粉・1等3g，鶏卵・全卵・ゆで5g，調合油6gである。

さつま揚げ（資料5「料理写真集」63ページ）：写真のさつま揚げは，横7.7cmで，重さは60g）ある。しょうが・根茎・皮むき・生・おろし5gである（上記の天ぷら盛り合わせのしょうがの重量も参照する）。

7．「演習3」の解答と解説③　副菜

　資料5「料理写真集」の副菜（66～110ページ）の「食品の大きさ」を目測す

る場合，皿あるいは鉢の大きさ，すなわち皿の上縁の横を測る。そして，複数の食品が混ざっているものは，料理全体の大きさを目測する。可能ならば，個々の「食品」の大きさあるいは重さを推測する。皿あるいは鉢の大きさを料理と比較することによって，料理全体の大きさと重さを推測するのが容易になると思われる。皿あるいは鉢の深さ，料理の高さ（盛り方）が分かれば，それに越したことはないが，写真からは深さ，高さの推測は困難である。

かぶのサラダ（資料5「料理写真集」66ページ）：このような写真では器の深さを聞き取るのがポイントになる。かぶとレタスの混合具合から，かぶ・根・皮むき・生（調理前）の重さ90gとレタス・土耕・結球葉・生12gが推測できるようになれば申し分なしである。

きゅうりの酢の物（資料5「料理写真集」67ページ）：可能であれば，器の上縁の横と深さを聞き取る。きゅうり・果実・生40gと食塩0.4gとその他の調味料，湯通し塩蔵わかめ・塩抜き6g，しょうが・根茎・生1g。

野菜サラダ（資料5「料理写真集」68ページ）：キャベツ・結球葉・生20g，きゅうり・果実・生5枚15g，ミニトマト2個20g，まぐろ・缶詰・油漬け・フレーク・ライト20gである。まぐろ類・缶詰には，水煮・フレーク・ライト，水煮・フレーク・ホワイト，味付け・フレーク，油漬・フレーク・ライト，油漬・フレーク・ホワイトの5種類がある（「成分表（七訂）」140ページ）。まぐろ缶詰の種類は面接聞き取りのときに確かめるようにする。不明のときの選び方は第Ⅶ章を参照する。この例ではドレッシングが写されていないが，サラダにはドレッシングをかけて摂取するので，ドレッシングのことを聞き取る。

即席漬け（資料5「料理写真集」69ページ）：鉢の深さを聞き取る。キャベツ・結球葉・生30g，にんじん・根・皮むき・生10g，きゅうり・果実・生15gのように主材料とその重さとの推測は比較的容易であろう。

しらすおろし（資料5「料理写真集」70ページ）：鉢の横と深さを聞き取る。盛り付けられているだいこんおろしは約90g（だいこん・皮むき・生・おろし）である。しらす干し・微乾燥品5g。こいくちしょうゆ3g（小さじ半分）。

大根サラダ（資料5「料理写真集」71ページ）：だいこん・根・皮むき・生50g，きゅうり・果実・生10g，ぶた・ロースハム6g，食塩0.4g，和風ドレッシングタイプ調味料6g。

枝豆（資料5「料理写真集」72ページ），**れんこんの梅肉和え**（資料5「料理写真集」73ページ），**大根の煮物**（資料5「料理写真集」75ページ），**茄子の煮物**（資料5「料理写真集」76ページ），**焼き茄子**（資料5「料理写真集」77ページ），**茄子の味噌炒め**（資料5「料理写真集」78ページ），**きんぴらごぼう**（資料5「料理写真集」80ページ），**トマトサラダ**（資料5「料理写真集」82ページ），**グリーンアスパラガスのサラダ**（資料5「料理写真集」83ページ），**オクラのサラダ**（資料5「料理写真集」84ページ），**ほうれん草のおひたし**（資料5「料理写真集」85ページ），**いんげんのごま和え**（資料5「料理写真集」86ページ），**かぼちゃの含め煮**（資料5「料理写真集」87ページ），**もずく酢**（資

VI 「料理写真集」の写真のみから見た「食品の大きさ」と「食品の重さ」「食事調査」の実際（その4）

料5「料理写真集」88ページ），**昆布の佃煮**（資料5「料理写真集」90ページ），
えのきだけのソテー（資料5「料理写真集」91ページ），**エリンギのソテー**
（資料5「料理写真集」91ページ），**しいたけのソテー**（資料5「料理写真集」
92ページ），**舞茸のソテー**（資料5「料理写真集」92ページ），**とろろ**（資料5
「料理写真集」93ページ），**長芋の三杯酢**（資料5「料理写真集」94ページ），
粉ふき芋（資料5「料理写真集」96ページ），**里芋の含め煮**（資料5「料理写
真集」98ページ），**蒸かし芋**（資料5「料理写真集」99ページ），**さつま芋の甘
煮**（資料5「料理写真集」100ページ），**こんにゃくの含め煮**（資料5「料理写
真集」101ページ），**フライドポテト**（資料5「料理写真集」102ページ），**大学
芋**（資料5「料理写真集」105ページ）：これら料理を盛り付けてある器（皿，
鉢など）の上縁の大きさ（横）は，読者が測定し，実際の長さを換算して得る
こととする。深さは聞き取りによるだろう。

　これらの「料理」は，単一の「食品」から成り立っている。器の大きさ，食
品全体の大きさを考慮に入れながら，食品全体の重さを推測する。資料4を見
て，読者が推測した重さが“正解”（資料4の±10～20%）であったかどうか
を確認するとともに，今後の「食事調査」での重さの推測の基準値とする。こ
れらの「料理」は，必ずしも単一で供されるとは限らない。複数個の「料理」
が一部ずつ，一つの器（皿あるいはお椀など）に盛られていることが少なくな
い。そのような場合でも，各「料理」あるいは「食品」の重さを個々に推測す
る。

切り干し大根の煮物（資料5「料理写真集」74ページ），**筑前煮**（資料5「料理
写真集」79ページ），**肉野菜炒め**（資料5「料理写真集」81ページ），**ひじき煮**
（資料5「料理写真集」89ページ），**ポテトサラダ**（資料5「料理写真集」95
ページ），**肉じゃが**（資料5「料理写真集」97ページ），**春雨サラダ**（資料5
「料理写真集」103ページ），**マカロニサラダ**（資料5「料理写真集」104ペー
ジ）：これら料理を盛り付けてある器の上縁の大きさ（横など）は，読者が測
定し，実際の長さを換算して得ることとする。これらは複数個の「食品」から
成り立っている。「食品」そのものの推測は比較的容易であるが，各「食品」
の重さの推測は難しい。さらに残食の量は，一般的に，かなり少ないので「食
事前の重さ」の推測よりも難しい。人々が日常的に摂取している「料理」と，
構成している「食品」の重さとを，日頃からメモを取るように努める。そして，
「聞き取り調査」を丁寧に行う。なお，Box12（62ページ）を参照すること。

豚汁，みそ汁の具（以前，具は実といっていた。資料5「料理写真集」106～110
ページ）：お椀の上縁の直径（横）を測ること。資料5「料理写真集」のお椀
の横は12cmである。

　豚汁，みそ汁などの具（実）は，お椀などの食器の中に沈んでいるので，「食
品」の推測は困難である。したがって，「食品の重さ」の推測も難しい。みそ
汁の具の写真7枚は，そのみそ汁を調理した人が対象者であると有用になるで
あろう。「聞き取り調査」では，かなり大まかな推測しかできない。

76

8. 「演習3」の解答と解説④　牛乳・乳製品，果物

牛乳，ヨーグルト，プロセスチーズ（資料5「料理写真集」112～113ページ）：
牛乳，水，嗜好飲料類，アルコール類はカップやタンブラーに入っていること
が多いので，その場合は，資料5「料理写真集」のカップ（資料5「料理写真
集」136～138ページ），タンブラー（資料5「料理写真集」139，140ページ）
の中から，同じ大きさのものを選ぶ。3次元の食品，食器などを2次元（写
真）で表現しているので，写真からカップ，タンブラーの高さ（深さ）を推測
するのは困難である。上縁の横の直径でカップまたはタンブラーを同定する。
次に，「スケール」（資料5「料理写真集」136～140ページ）を参照しながら，
飲む前・後の"容積"，そして重さを推測する。「栄研図版ツール・重さ」も参
考にする。「料理スケール」のラインとラインの間は中間値のみとする。例え
ば，マグカップ①の4と5の間に入っている場合は，4.5（＝225mL）とする。
再現性を重んじ，4.2，4.7などとしない。

　資料5「料理写真集」112ページの牛乳を見る。タンブラーの上縁から牛乳
の表面までの長さは，上から見たときと，側面から見たときと異なる。上から
見たときの方が牛乳は少なく見える（浅く見える）。しかし，写真ではなく，
実物では，真上から見たとき，牛乳は多く入っているように見える。このよう
なことから，「料理スケール」を参照しながら，必ずカップ，タンブラーの側
面から容量を推測する。

　日本酒の「とっくり」の容量は，大は1.6合（280～290mL），小は0.8合
（140～150mL）くらいである。なお，1合（ごう）＝10勺（しゃく）＝180mLで
ある。「さかづき」は，「2勺半」（＝45mL）が一般的な大きさである。

　「栄研図版ツール・重さ」には，グラス，ビールグラス，ワイングラス，タ
ンブラー，カップ，コーヒーカップ，湯呑み，さかづきなどに八分目に注いだ
場合の普通牛乳，ジュース，各種アルコール類などの重さが掲載されているの
で，参考にする。あるいは資料6を参考にする。

　プロセスチーズは，「成分表（七訂）」に1種類が掲載されている（「食品番
号13040」）。資料5「料理写真集」（113ページ）のプロセスチーズは，左側
20g，右側30gである。一方，ナチュラルチーズは「成分表（七訂）」（176ペー
ジ）に11種類掲載されているので，いずれであるかを聞き取りで確かめる。各
ナチュラルチーズの重さは，包装紙，説明書，ラベルなどを参考にする。なお，
スライスチーズは1枚18gとする。

果物（資料5「料理写真集」116～128ページ）：廃棄率を考慮に入れ，必ず可食
部分の重さを推測しなければならない。また，みかん（うんしゅうみかん），
グレープフルーツなどのかんきつ（柑橘）類は，Box15を参照して，対象者が
食べた"部位"（じょうのうなど）を確認しておく。今後の「食事調査」では，
資料4の「料理重量」ではなく「食品名（成分表）と摂取重量」を基準値とす
る。

Box15 かんきつ類果実の構造略図（部位）

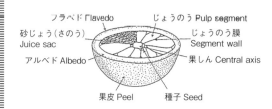

かんきつ類には，左図の薄膜（じょうのう膜）ごと食べるものと，じょうのう膜を取り除いて果肉（砂じょう）を食べる果実がある。うんしゅうみかんは，通常の食習慣において，「じょうのう：07026，07027」ごと食べる場合と，じょうのう膜を除いて「砂じょう：07028，07029」を食べる場合があるので，状況に応じて食品番号を当てはめる。

出典：文部科学省科学技術・学術審議会資源調査分科会編「日本食品標準成分表 2015年版（七訂）」全国官報販売協同組合，2015

9．「演習3」の解答と解説⑤　菓子

柿の種，せんべい，ポテトチップス（資料5「料理写真集」130〜132ページ）：菓子類は「成分表（七訂）」にかなり多く掲載されているので，「索引」（563〜584ページ）などを読んで，種類を同定し，その重さを推測する。この「演習3」では，柿の種，ポテトチップスは全体の横を，せんべいは直径（横）を測る。次に，各自が推測した重さが，どれくらい資料4に接近できているかを見る。現実的には，「食品の重さ」の推測には，包装紙，説明書，ラベルなどに記載されている重量を参考にする。

ショートケーキ（資料5「料理写真集」133ページ）：いわゆるケーキは，近年，多くの種類が市販され，かなり日常的に摂取されているが，「成分表（七訂）」の対応は不十分である。ケーキは，製造・販売業者によって独自の大きさがあり，材料も異なっていて，統一した基準がないからであろう。どのケーキも「食品番号15075」のショートケーキ・果実なしとせざるを得ないようである。「備考」欄に記載されているように，スポンジケーキ：ホイップクリーム＝3：1だけのものである。いちごなどの果物が入っている場合には，いちごなどの重さを，別途，推測すること。

VII

「残食の重さ」，そして「食品摂取量」
「食事調査」の実際（その5）

Ⅶ 「残食の重さ」，そして「食品摂取量」「食事調査」の実際（その５）

1.「残食の重さ」の推測

　「残食の重さ」の推測方法は，本質的には，前章までに述べた「食品の重さ」（「食事前の重さ」に相当する）の推測方法と同じである。日本人の長年にわたる習慣から，料理を残さないで，全料理を食べることになっている。しかし，近年，子どもや高齢者は食べ残すようになってきている。また，食べ物の好き嫌い，食物アレルギーのために食べない人たちも少なくない。外食，"調理加工品"などは，家庭料理よりも食べ残すことが多くなってきている。このため，対象者に残食を写真撮影してもらい，聞き取りをし，「残食の重さ」を推測することが増加しつつある。なお，残食がない場合も，このことを確認するために，カラになった食器類を撮影してもらう（第Ⅰ章）。

　次のような「料理」の「食品」の「残食の重さ」は，前節で述べた「食品の重さ」と，ほぼ同じように推測できる。

主食：めし（資料５「料理写真集」２〜７ページ），おにぎり（８，９ページ），もち（９ページ），カレーライスのめし（12ページ），パン（14〜19ページ），うどん（20ページ），そば（21ページ），スパゲッティのめん（22ページ），ラーメン・冷やし中華のめん（23，24ページ），ホットケーキ（27ページ）

主菜

　各食品が明確で，同じお皿に盛られているもの：資料５「料理写真集」のステーキ（30〜32ページ），ローストビーフ（34ページ），ハンバーグ（35ページ），豚肉のしょうが焼き（37ページ），ぎょうざ（中の具を問わない冷凍食品。38ページ），とんかつ（39ページ），しゅうまい（中の具を問わない冷凍食品。40ページ），チキンソテー（41ページ），から揚げ（43ページ），刺身盛り合わせ（44ページ），あじフライ（56ページ），海老フライ（57ページ），カキフライ（58ページ），ポテトコロッケ（中の具を問わない冷凍食品。59ページ），天ぷら（60，61ページ）

　単一の食材からなる料理：さつま揚げ（63ページ）

副菜

　各食材が明確で，同じお皿に盛られているもの：野菜サラダ（資料５「料理写真集」68ページ）

　単一の食材からなる料理：枝豆から茄子の味噌炒めまで（72〜78ページ），きんぴらごぼう（80ページ），トマトサラダからもずく酢まで（82〜88ページ），昆布の佃煮（90ページ），えのきだけのソテーから長芋の三杯酢まで（91〜94ページ），粉ふき芋（96ページ），里芋の含め煮からフライドポテトまで（98〜102ページ），大学芋（105ページ）

牛乳・乳製品（資料５「料理写真集」112，113ページ）：牛乳，ヨーグルト，プロセスチーズ

果物（資料５「料理写真集」116〜128ページ）：いちごから桃缶詰までの全て

菓子（資料５「料理写真集」131，132ページ）：せんべい，ポテトチップス

次の「料理」は，複数の「食品」（「食材」）から成り立っている：焼きそば（資料5「料理写真集」25ページ），チンジャオロース（36ページ），かき揚げ（62ページ），野菜サラダ（68ページ），切り干し大根の煮物（74ページ），筑前煮（79ページ），肉野菜炒め（81ページ），ひじき煮（89ページ），ポテトサラダ（95ページ），肉じゃが（97ページ），春雨サラダ（103ページ），マカロニサラダ（104ページ）

残食の量が多く，個々の「食品」が推測できる場合，あるいは特定の「食品」のみが食べ残されている場合は，その重さを推測できることもある。しかし，「料理」全体の残食の量が少ないために，食べ残された「食品」の重さの推測が難しい場合は，Box12（62ページ）で述べた「比例推測法」に準じて，「料理」全体の「残食の重さ」を推測し，その後，「食品」別の「残食の重さ」を算出するのも一つの方法である。「料理」全体の「食事前の重さ」をB，ある「食品」の「食事前の重さ」をAとする。「料理」全体の「残食の重さ」をCとする。当該「食品」の「残食の重さ」xは，次式で推測することができる。

$x = C(A \div B)$

例えば，**肉野菜炒め**（参考：資料5「料理写真集」81ページ）の「食事前の重さ」Bが110g，その中のにんじん・根・皮むき・ゆでAの「食事前の重さ」は15gであったとする。肉野菜炒め全体の「残食の重さ」Cが30gとすると，

$x = 30 \times (15 \div 110) = 4.1$

今，対象としている肉野菜炒めの中のにんじん・根・皮むき・ゆでの「残食の重さ」は約4gと推測できる。

焼き魚（資料5「料理写真集」46～52ページ）の写真には，1尾全体が示されている。食後の残量が写真撮影されていても，骨，頭，尾，えら，内臓などの非可食部のみが写っているときは，「残食の重さ」は「ゼロ」としなければならない（次ページBox16）。可食部（身）が残されている場合は，可食部の重さ（＝「残食の重さ」）を推測する。かれいの煮付け（資料5「料理写真集」45ページ）も同様に骨などが残されていても「残食の重さ」は「ゼロ」とする。

魚屋やスーパの魚売り場で塩焼き用と頼むと，うろこ，あじのぜいごと（尾の近くの堅いうろこ），えら，時には内臓を取ってもらえる。資料5「料理写真集」の塩焼きの魚には，うろこなどが取られたものがある。

「焼き魚　塩さば」（資料5「料理写真集」49ページ）は，可食部のみであるので，最終的には「残食の重さ」も焼く前の重さを推測する（資料4と第Ⅵ章を参照する）。「うなぎかば焼」（資料5「料理写真集」54ページ）は，「食事前の重さ」と同じように，残されたものと，資料5「料理写真集」の写真・資料4の2つのかば焼重量とを比較して推測する。

調味料（焼き魚の食塩。かれいの煮付け，ぶりの照り焼きなどの調味料）の「残食の重さ」は，「食品」の「食事前の重さ」に対する「残食の重さ」の比（小数点表示）を用いて推測することとする（Box12）。

豚汁，みそ汁（資料5「料理写真集」106～110ページ）：いずれの汁物も，先ず，お椀に残された汁の全量（mL）を推測する。日本人の食塩摂取量の多くは，

Box16 焼きサバの非可食部

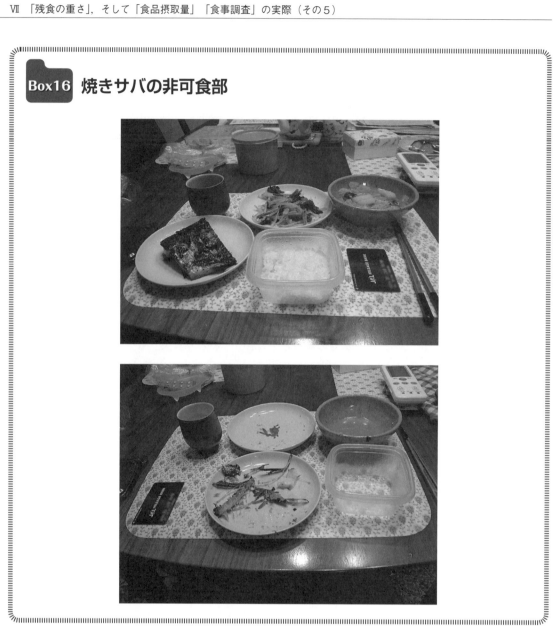

みそ汁などの汁物の汁に依存するからである。次に，調査対象者に資料5「料理写真集」（106〜110ページ）を見てもらいながら，具の何をどれくらい食べ残したかを聞き取る。家庭では，単一の具ではなく，複数個の具が使用されていることもあって，このことはかなり困難ではある。聞き取りを丁寧に行う。

また，みそ汁の食塩濃度は写真を見ても，聞き取りをしても分からない。このような場合の対処法は第Ⅷ章で述べる。

菓子の**柿の種**（資料5「料理写真集」130ページ），ショートケーキ（133ページ）：「食品の重さ」あるいは「食事前の重さ」の推測に準じる。

2．「食品摂取量」について

　第Ⅵ章と本章で，「食品」の「食事前の重さ」と「残食の重さ」を推測することを学んだ。「食品摂取量」は，次式で決定する。

　「食品摂取量」＝「食事前の重さ」－「残食の重さ」

VIII

調味料，油脂などについて
「食事調査」の実際（その６）

従来からの「24時間食事思い出し法」（料理の写真なしで，聞き取りのみの方法）と「秤量法」（食事調査法のゴールドスタンダード法）との相関係数を検討した報告によると，エネルギー，糖質，たんぱく質の相関係数に比べて，ビタミン，ミネラル，そして脂質の相関係数が低かった。このことがスマホ・携帯電話写真を用いた「24時間食事思い出し法」で改善されているかどうかを検討するために，スマホ・携帯電話写真を用いた「24時間食事思い出し法」と「秤量記録法」との相関係数を検討した（「はじめに」の2）。その結果，脂質の相関係数は大きくなった。しかし，食塩の相関係数は，若干，大きくはなったが，エネルギーや主栄養素よりも小さい値である。

わが国には欧米諸国に比べて高血圧，ひいては脳卒中の頻度が高い。がんでは胃がんが多い。その一因は，食塩摂取量の多いことにある。しょうゆ，みそなどの食塩の入った調味料を欧米人よりもよく使うからである。

脂質摂取量（特に動物性脂肪）の増加が冠動脈性心疾患，結腸・直腸がん，肺がん，乳がんのリスクを高くする。日本人の脂質摂取量，特に牛肉，豚肉などからの脂質摂取量は増加傾向であるが，現時点では欧米人に比べて非常に低い。このため，調理時に使われる油脂（主として植物性油脂ではあるが……）の脂質摂取量に占める割合（％）を無視することができない。

以上のように，食塩摂取量と脂質摂取量の多い・少ないは，日本人にとっては重要であるので，この第Ⅷ章では，食塩摂取量と脂質摂取量をできるだけ正確に評価する方法について述べることとする。食塩の評価には，なおも限界があるが，脂質は，この章をマスターすれば，従来からの写真なしの「24時間食事思い出し法」よりも正確さが大幅に向上することになる。

先ず，調理時に使用された食塩あるいは油脂の重さを推測する。次に，実際に経口摂取された食塩あるいは油脂の重さを推測する。しかし，調理時に使用された食塩あるいは油脂が，どれくらい経口摂取されたかは必ずしも明らかではない。調理中に喪失することがあり，鍋，フライパンなどの調理器具や食器に残されていることなどがあるからである。調理時と調理後の重さの変化が分からないことが少なくない。また，調理前後の重さに大きな変化がないこともある。この章では，できるだけ経口摂取されている量に接近することを試みてはいるが，データ不十分のため，必ずしも経口摂取量ではなく，調理時の使用量を採用せざるを得ないこともある。このことに留意して，この章を勉強してほしい。

食塩摂取量のゴールドスタンダードは，24時間蓄尿ナトリウム排泄量の測定である。習慣的な食塩摂取量を評価するには，2回以上測定しなければならない。管理栄養士の日常業務では実施不可能である。起床時の一番尿など，スポット尿は，必ずしも1日の食塩排泄量あるいは摂取量を反映しない

なお，以下の記述で，5桁の数字は「成分表（七訂）」の「食品番号」である。

1. 調味料(主として食塩), 油脂の重さを推測する原則

「食事調査」では,「料理」あるいは「食品」の調理方法を聞く。写真と聞き取りにより,調理時に使用された調味料,食塩,油脂の重さを,そして実際に摂取された食塩,油脂の重さを推測する。しかし,写真には,食塩は写っていない。多分,油脂も写っていない。たとえ,対象者が調理をしていても,使用した調味料,食塩,油脂の量を聞き取ることは,非常に困難である。さらに,実際に摂取された重さを推測するのは,なお一層,困難である。ここでは,妥当性よりも再現性をよくするために,以下のように取り決めをしておく。

1)「成分表(七訂)」を最優先する。「表16 調理方法の概要」(453～473ページ)の「調理に用いた水,植物油,食塩等の量」の欄に食塩が記載されているものは,その「食品番号。食品名」を採用する。例えば,マカロニ・スパゲッティ・ゆで(01064)は,1.5%食塩水と20倍の水でゆで,湯切りしている。食塩相当量1.2g(「成分表(七訂)」40～41ページ)を,マカロニ・スパゲッティ・ゆで100g当たりの食塩の重さあるいは摂取量とする。なお,食塩相当量=ナトリウム(Na)×2.54である。

青ピーマン・果実・油いため(06246)は,下ごしらえ後に5%植物油で炒めている(「成分表(七訂)」462ページ)。脂質の重さあるいは摂取量を4.3gとする(「成分表(七訂)」84ページ)。

次に見なければならない欄は,「17 調味料及び香辛料類 196～205ページ,432～448ページ」で,この欄に掲載されている「食品」も最優先して採用する。

なお,食塩相当量と脂質の量は,「食品」100g当たりの量である。

「成分表(七訂)」の「表16 調理方法の概要」や「17 調味料及び香辛料類」に示されていないものは,資料5「料理写真集」と資料4とを使う。

食塩そのものを使用している場合(あるいは摂取している場合)はBox17などを参考にして量(重さ)を推測する。

Box17 食塩について

食塩類には,市場流通量の多い「食塩」,「並塩」及び「精製塩」が収載されている。

17012 食塩
17013 並塩
17014 精製塩・家庭用
17089 精製塩・業務用

「食塩」は塩化ナトリウム含有量が99%以上のもの,「並塩」は95%以上のものと,塩事業センター及び日本塩工業会等の品質規格で定められている。

VIII　調味料，油脂などについて　「食事調査」の実際（その６）

　　市販品の純度の低いいわゆる粗塩は，「並塩」に相当する。
　　「精製塩」は塩事業センターの品質規格で塩化ナトリウム含有量が99.5％以上と定められており，固結防止用に炭酸マグネシウムを添加した「家庭用」と，無添加の「業務用」がある。

塩事業センターから販売されている塩の品質規格

	品質規格					備考
	塩化ナトリウム	カルシウム	マグネシウム	カリウム	添加物	
食塩	99％以上	基準0.02％	基準0.02％	0.25％以下		一般的に広く使用
並塩	95％以上	基準0.06％	基準0.08％	0.25％以下		漬物用・加工用
精製塩・家庭用	99.5％以上	27mg/kg以下	0.11％以下		炭酸マグネシウム基準0.4％	袋入りさらさらタイプ
精製塩・業務用	99.5％以上	27mg/kg以下	0.11％以下			

『NEW 調理と理論』同文書院より一部改変

食　塩：ミニスプーン（1 mL）　1 g，小さじ（5 mL）　5 g，大さじ（15mL）　15g
精製塩：ミニスプーン（1 mL）　1.2g，小さじ（5 mL）　6 g，大さじ（15mL）　18g

『食品の栄養とカロリー事典』女子栄養大学出版部

※「塩ひとつまみ」とは，親指・人さし指・中指の３本の指先でつまんだ量を指すことが多いようです（小さじ1/5～1/4程度）。「塩少々」は，親指と人さし指の指２本でつまんだくらいの量（小さじ1/8程度）ですが，実際には資料により様々な記述があるようです。

　　2）市販の加工食品などで，食塩含有量の比較的高いものは，対象者に使用の有無を確かめ，使用量をできるだけ正確に推測するように努める。食塩含有量の多い，少ないにかかわらず，市販の加工食品などの包装紙，ラベルなどを参考にする。なお，包装紙などの栄養表示では，ナトリウムと脂質の含有量のみを利用する。エネルギー，たんぱく質，炭水化物，ミネラル，ビタミンなどは，原則として，栄養価計算に算入しないこととする。
　　3）食塩あるいは脂質の含有量が，「成分表（七訂）」，資料5「料理写真集」，市販の加工食品などの栄養表示に掲載されていない場合には，女子栄養大学出版部編・発行の
　　　　牧野直子監修『塩分早わかり－FOOD & COOKING DATA 第3版』2013
　　　　松本仲子監修『調理のためのベーシックデータ 第5版』2018
　　　を参照する。これら２つの本に示されているように，食塩では，下調理による

吸塩量，塩分（食塩）の使う量と食べる量を，油脂（脂質）では，うし・ぶた・とり・これらの内臓の調理（網焼き，フライパンで焼く，ゆでる，煮込む，衣揚げ，から揚げなど）前後における脂量の変化，吸油率（素揚げ，から揚げ，天ぷら，パン粉揚げなど），料理別の油の使用量（炒める，炒めて煮る，焼く・あえる），サラダのドレッシングと油の付着率を，できる限り考慮する。

4）調味料（あるいは食塩），油脂の「食事前の重さ」及び「残食の重さ」x は，「料理」または「食品」（特に主食材）の「食事前の重さ」あるいは「残食の重さ」A に比例させて推測するのが実際的である。ここで資料4に示されている「料理」または「食品」（あるいは主食材）の重量を B，ある調味料（あるいは食塩），油脂の重量を C とする。

$$x = C \times (A \div B)$$

この方法を，「比例推測法」（62ページの Box12も参照すること）という。この方法を用いると，再現性は比較的良くなるだろう。例えば，肉じゃが100g（資料5「料理写真集」97ページ）につき，調合油（14006）1.5g，上白糖（03003）1.5g，清酒・普通酒（16001）4 g，みりん・本みりん（16025）4 g，こいくちしょうゆ（17007）4 g，かつおだし・荒節（17019）25g が使われている。もし，肉じゃがの「食事前の重さ」を200g と推測し，「残食の重さ」を30g と推測した場合，こいくちしょうゆは，4 ×（200－30）/100＝6.8g 摂取されたと推測する。同様にして，調合油は，1.5×（200－30）/100＝2.6g 摂取されたことになる。

5）この第Ⅷ章では，計量カップ，スプーン，ひとつまみなどの重さを資料6のように規定しておく。

6）第Ⅵ章で述べてあるように，14種類の植物油脂のいずれかを選ぶのが，困難である場合は，「調合油：14006」とする。

2．演習4　「料理写真集」による調味料（主として食塩）と油脂の重さの推測

演習4

資料5「料理写真集」と資料4とを対照させ，料理に使用されている調味料，特に食塩と油脂の重さを推測する。

調理条件と資料5「料理写真集」の含まれている調味料については第Ⅴ章でも学んだので，第Ⅴ章と重複することもある。

調理時に使用されている調味料や脂質の重さが調理後に大きな変化がなければ，また，調理前後の重さの変化が分からない場合は，「食事前の重さ」（調理時の重さ）を採用してもよい。

VIII　調味料，油脂などについて　「食事調査」の実際（その６）

3．「演習４」の解答と解説①　主食の調味料（主として食塩）と油脂

助六寿司（資料５「料理写真集」11ページ）：いなり寿司（２個）のご飯，すなわち精白米・うるち米（01088）の調味料は，すし酢　ちらし・稲荷用（17101）である。

　かんぴょう巻（４個）は，精白米・うるち米とすし酢　ちらし・稲荷用（17101）である。

寿司めしの合わせ酢（めし90gにつき）：すし酢・にぎり用（17102）を記載する。

参考　つけじょうゆ：第VII章を見ること。

参考　パンにつけるバター，ジャムなど：バター，マーガリン，ジャムなどをつけて，パンを食べているときは，これらの重さを，次の値と比較して推測する。

　有塩バター（14017）：１個８g。小さじ４g。マーガリン（14020）：小さじ４g。ピーナッツバター（05037）：小さじ６g。ジャム（「成分表（七訂）」７　果実類。ジャムは果物別に掲載されている）：小さじ７g。マーマレード（07046，07047）：小さじ７g。はちみつ（03022）：小さじ７g。

参考　サンドウィッチ２人分くらい（食パン12枚切２枚＝60g）の場合：

　たまごのサンドウィッチ［ゆでたまご（12005）大きさM・１個55g］：食塩（17012）少々（0.7g），マヨネーズ・卵黄型（17043）18g（大さじ1.5さじ）。

　ツナのサンドウィッチ［ツナ缶35g］：マヨネーズ・卵黄型12g（大さじ１さじ），食塩少々（0.7g）。なお，たまねぎ・りん茎・水さらしは（06154）25gである。

　ハムとレタスのサンドウィッチ［ハムうす切厚さ2mm×2枚40g，レタス1/2枚10g］：有塩バター（14017）４g，マヨネーズ・卵黄型（17043）小さじ２（８g），粉がらし（17057）１g（小さじ1/2）。

　きゅうりとチーズのサンドウィッチ［きゅうり（06065）1/2本50g，スライスチーズ（プロセスチーズ13040）１枚18g］：有塩バター（14017）８g。

チャーハン（資料５「料理写真集」13ページ，「料理重量」350g）：調合油（14006）18g，こいくちしょうゆ（17007）６g，食塩（17012）２g，こしょう少々（小さじ1/10）。今後の「食事調査」では，推測したチャーハンの重さに比例させて，食塩，調合油などの各調味料の重さを推測する。

ラーメン（資料５「料理写真集」23ページ）：中華だしは，ラーメンスープ・濃縮・しょうゆ味（17142）35gである。

　たけのこ・めんま・塩蔵・塩抜き（06152しなちく）の味付けは，こいくちしょうゆ（17007）２g，上白糖（03003）２gである。

冷やし中華（資料５「料理写真集」24ページ）：たれ（50g）は，冷やし中華のたれ（17108）を採用する。錦糸たまごは卵（全卵・ゆで：12005）25gに食塩（17012）0.1gを混ぜ，調合油（14006）１gである。

焼きそば（資料５「料理写真集」25ページ）：蒸し中華めん（01049）180g・ぶた・キャベツ・にんじんをやきそば粉末ソース（17144）10gのみで味付け。

90

調合油（14006）5gで炒めている。

参考　その他の焼きそば（資料5「料理写真集」25ページでないもの）：豚肉，えびなどの具は，こいくちしょうゆ（17007）小さじ1/4，清酒・普通酒（16001）小さじ1/4で，えびなどのころもは，かたくり粉（＝じゃがいもでん粉。02034）小さじ1/8で味付けされている。また，焼きそばを調合油（14006）で炒めるときには，中濃ソース（17002）や，こいくちしょうゆ（17007），食塩（17012）ひとつまみ，こしょう（17065）少々（小さじ1/10），清酒・普通酒（16001）大さじ1も使用されることがある。実際に口に入る量は，この値を使ってもよいし，自身の経験に基づいたもので決めてもよい。

4．「演習4」の解答と解説②　主菜の調味料（主として食塩）と油脂

サーロインステーキ（資料5「料理写真集」30ページ），**ヒレステーキ**（31ページ），**サイコロステーキ**（32ページ）：わが国では，通常，乳用肥育牛肉が使われている（47ページ）。調味料は，食塩（17012）少々，こしょう・混合・粉（17065）少々が使われているので，生あるいは焼き100gにつき，それぞれ何gかを，調合油（14006）も100gにつき何gかを，資料4の値を参考にして，適宜，決めておき，その値を採用していく。

焼き肉（資料5「料理写真集」33ページ）：ここでいう焼き肉は，牛肉にたれをつけ直火で焼きながら食べるものである。焼いた後にたれ（つけだれ）をつけて食べることはしないこととする。しかし，たれをつけて食べる場合には，焼き肉1切（牛肉・焼き15g）につき，たれ少なめ（0.3g）の場合は食塩0.1g，たれ多め（1g）の場合は食塩0.3gとする。焼き肉のたれは，しょうゆをベースに，にんにくやとうがらし等の香辛料，果物，砂糖などの甘味，セロリなどの香味野菜等を配合したものが市販されており，あるいは家庭で作られていることもある。しかし，各「食品」の量は様々である。市販品であれば，「成分表（七訂）」17113を使う。

　　たれを多めにつける，少なめにつけるかは，対象者の申告による。

チンジャオロース（資料5「料理写真集」36ページ）：原則として，「料理」全体の重さ100gにつき，調味料とその重さを資料4から計算し，その値を採用する。こいくちしょうゆ（17007）3g，清酒・普通酒（16001）0.7g，じゃがいもでん粉（02034）0.7gで味付けしてから，調合油（14006）4.3gで炒め，さらに食塩（17012）0.4g，こいくちしょうゆ（17007）2.9g，上白糖（03003）2.2gで味付けしている。資料4以外の調味料としては，かたくり粉（＝じゃがいもでん粉），ごま油，きざみねぎ，にんにく，しょうがなどが使われることもある。適宜，重さを推測する。

豚肉のしょうが焼き（資料5「料理写真集」37ページ）：「料理」全体の重さ100gにつき，資料4から調味料とその重さを計算する。つけだれのこいくちしょうゆ（17007）大さじ1あるいは6.4g，清酒・普通酒（16001）大さじ1

VIII　調味料，油脂などについて　「食事調査」の実際（その６）

あるいは1.3gに10分くらいつけた後，しょうが・根茎・生（06103）少々あるいは6.4gを加え，調合油（14006）小さじ1/2あるいは2.6gで炒める。

ぎょうざ（資料５「料理写真集」38ページ），**しゅうまい**（資料５「料理写真集」40ページ）のたれ：こいくちしょうゆ（17007）と穀物酢（17015）の容量比１：１にラー油少々を加えたものが基本となっている。たれの食塩濃度は８％くらいである。ぎょうざ１個につき，たれ少なめ0.5g，食塩0.05g，たれ多め３g，食塩0.3gである。しゅうまい２個につき，たれ少なめ0.2g，食塩0.02g，たれ多め１g，食塩0.1gである。さらにからし，にんにく，にら，ねぎみじん切り，しょうが，ごま，とうがらしなどが使われているたれもある。

チキンソテー（資料５「料理写真集」41ページ），**から揚げ**（資料５「料理写真集」43ページ）：資料４により，ソテーの若鶏肉・もも・皮つき・焼き（11222。部位などの詳細な分類については27ページBox４）100g，から揚げの若鶏肉・もも・皮つき・生（11221）100gに使われている味付けの調味料，食塩（17012）２gとこしょう・混合・粉（17065）0.06g，ソテーに用いた調合油（14006）９gを基準にして，Box12「比例推測法」（62ページ）により調味料及び油脂の重さを推測する。

　　　なお，ソテー，グリル，含め煮についてはBox18を見ること。

Box18　ソテー，グリルと含め煮

１．ソテー：肉，野菜などを，平たいフライパンに少量の油，バターを用いて比較的高温で炒めたり，焼いたりすること。その料理。「揚げ焼き」という調理法があるが，油の深さでソテーと区別する料理人もいるし，ソテーと同じ意味で使う料理人もいる。

２．グリル：炙り焼く調理法である。バーベキューが典型例の一つである。

３．含め煮：いも類，野菜類，ふ（麩），凍り豆腐（別名：高野豆腐）などの食材を多量の薄味の煮汁で，味を含ませるようにして時間をかけて煮ること。また，その料理。「含ませ」「煮含め」などともいう。

焼き鳥（資料５「料理写真集」42ページ）：ねぎまは若鶏肉・もも・皮つき・焼き20gを，つくねはにわとり・ひき肉・焼き30gを，鶏皮はにわとり・副生物・皮・もも・生60gを，鶏ももは若鶏肉・もも・皮つき・焼き30gを，鶏レバーはにわとり・副生物・肝臓・生40gを，それぞれ基準にして，各焼き鳥の生または焼きの重さを推測し，その後，「比例推測法」（Box12）により調味料の重さを推測する。調味料は，焼き鳥のたれ（17112）である（資料４）。

刺身のつけじょうゆ（参考：資料５「料理写真集」44ページ）：ネタ（魚など）により，また，わさび入りか否かにより食塩の量が異なる。この調査では，刺身３切れにつき，しょうゆ少なめの場合は食塩を0.5g，しょうゆ多めの場合

は食塩を 1 g とする。

しょうゆ少なめ，多めは，対象者の申告による。

焼き魚の食塩：魚の種類，大きさ，通常の調理か減塩調理かなどによって，下塩の量は異なる。便宜上，魚 1 尾につき下塩の量を小さじ1/2（2 ～ 3 g），吸塩率40%（切り身の場合は70%くらいになるだろう）とし，1 尾あたりの正味の食塩の重さを0.2gとする。

かれいの煮付け（資料 5「料理写真集」45ページ），**ぶりの照り焼き**（資料 5「料理写真集」53ページ）：資料 6 のかれいまたはぶりの重さと，調味料の量とを用いて「比例推測法」（Box12）を行うのがよい。

子持ちがれい一水煮（10105）90g を，こいくちしょうゆ（17007）8 g，清酒・普通酒（16001）3 g，上白糖（03003）2 g，しょうが・根茎・生（06103）1 g で煮ている。

ぶり・成魚・生（10241）・切り身80g を，こいくちしょうゆ（17007）8 g とみりん・本みりん（16025）8 g で味付けをしている。

あじフライ（資料 5「料理写真集」56ページ）など，"ころも"の「食品」については，フライやてんぷらなどのうち「料理写真集」に掲載がある食品は，資料 4 に記載されている数値をそのまま用いる。掲載がない食品の場合は，95ページ「調味料の割合・吸油率」の【揚げ物】を参照して，生の材料の比率より"ころも"の重さと"吸油量"を計算して求める。

5．「演習 4」の解答と解説③　主菜の調味料(主として食塩)と油脂

「副菜」によく使用される調味料を日頃から勉強しておく。例えば，資料 4 に示されている「料理」別の調味料，調合油の量を何回も閲覧する。料理・調理の本に示されている献立の調味料，油脂の重さを，いつでも閲覧できるようにする。

かぶのサラダ（資料 5「料理写真集」66ページ），**きゅうりの酢の物**（資料 5「料理写真集」67ページ），**即席漬け**（資料 5「料理写真集」69ページ），**しらすおろし**（資料 5「料理写真集」70ページ），**大根サラダ**（資料 5「料理写真集」71ページ）：調味料は資料 4 のとおりである。今後の「食事調査」の写真と聞き取りで調味料が分からないときは，資料 4 を用いる。主材料の重さを推測し，その重さに比例して調味料の重さを決める（「比例推測法」Box12）。

参考：野菜サラダのドレッシング，マヨネーズ：「成分表（七訂）」の「17　調味料及び香辛料，ドレッシング類17039～17041，17116，17117。マヨネーズ17042，17043，17118」のいずれかに当てはめる。重さの推測は次の値を参考とする。生野菜100gにつきドレッシング，マヨネーズは13～15gである。なお，ノンオイル和風ドレッシングタイプ調味料（17039）は小さじ 5 g，マヨネーズ・卵黄型（17043）は小さじ 4 g とする。

枝豆（資料 5「料理写真集」72ページ）〜**大学芋**（資料 5「料理写真集」105

Ⅷ　調味料，油脂などについて　「食事調査」の実際（その６）

ページ）：これらの「料理」は，単一の「食品」から成り立っている（第Ⅶ章）。主材料の重さを推測し，その重さに比例して調味料の重さを決める（「比例推測法」62ページの Box12）。資料４の重量を基準にして推測する。

切り干し大根の煮物（資料５「料理写真集」74ページ），**筑前煮**（資料５「料理写真集」79ページ），**肉野菜炒め**（資料５「料理写真集」81ページ），**ひじき煮**（資料５「料理写真集」89ページ），**ポテトサラダ**（資料５「料理写真集」95ページ），**肉じゃが**（資料５「料理写真集」97ページ），**春雨サラダ**（資料５「料理写真集」103ページ），**マカロニサラダ**（資料５「料理写真集」104ページ）：これらは複数個の「食品」（「食材」）から成り立っている。味付けの調味料などは，前項（枝豆〜大学芋）と同様に，各「食品」について，調味料，油脂の「食事前の重さ」及び「残食の重さ」の推測には「比例推測法」（Box12）を用いる。

みそ汁（資料５「料理写真集」107〜110ページ）：わが国（特に，東北地方，関東甲信越地方）における食塩摂取量は，みそ汁からの割合が大きいので，みそ汁からの食塩摂取量をできるだけ正確に評価しなければならない。みその種類，複数のみそを混合すること，地域，家庭，外食，そして "だし"，具（実）などにより，みそ汁の食塩量は変動する。最低限，次のことを考慮に入れて，みそ，ひいては食塩の重さを推測する。

みそは，「成分表（七訂）」（みそ：17044〜17048，17119，17120。即席みそ：17049，17050）のいずれかを選ぶ。なお，みその種類については第Ⅴ章54ページに記述してある。「成分表（七訂）」の「食塩相当量」を参照する。みそは大さじ１＝18g，小さじ１＝６g。１人前のみそ汁には，みそ大さじ１弱（12g くらい）が使われる。みそ汁１杯には約0.6〜0.8％の食塩が含まれている。みそ汁１杯（具を含む）は計量カップ1杯160mL とする。

個人の好みや健康上の理由から，うす味にしている人もある。「問診票」のＱ８とＱ９の両方を合わせ考え，「８−１．薄い味付けが好き」で，かつ，「９−３．外食の味付けが濃いと感じることが多い」場合は，みそ汁の食塩濃度を薄味の0.8％とし，すまし汁は0.6％とする。「８−３．濃い味付けが好き」で，かつ，外食の味付けを「９−１．味付けが薄いと感じることが多い」の場合は，濃い目でみそ汁1.0％，すまし汁0.8％とする。上記の組み合わせでない場合（８−１，９−１と８−３，９−３）と，「８−２，９−２．どちらともいえない」のいずれかあるいは両者の場合には，標準のみそ汁0.8％，すまし汁0.6％とする。なお，Ｑ８，Ｑ９とみそ汁，すまし汁の食塩濃度との関係は，当面の基準とし，今後，国民の食塩の味付けの嗜好が変化すれば，見直すこととする。

参考　すまし汁：例えば，「昆布とかつお節のだし」は，水400mL，昆布（09017）８g，かつお節（10092）８gで作られる。１人前のすまし汁としては，具（たまご，三つ葉など）に加えて，「だし」計量カップ１杯，うすくちしょうゆ（17008）小さじ1/2，食塩少々が加えられる。

調味料の割合・吸油率

【和え物】
素材重量*100gに対する重量割合

種類	素材重量に対する塩分(%)	17007 しょうゆ	17045 みそ	17012 塩	03003 砂糖	17015 酢	その他（食品番号）
おひたし	0.8	6					
からし和え，わさび和え	0.8	6					わさび・からし省略
ごま和え	0.8	6			3		ごま（05018）3
ピーナッツ和え	0.8	6					ピーナッツ8
三杯酢和え	0.7	5			2	5	
甘みそ和え	1.0		8		4		
酢みそ和え	0.9		7		4	8	
酢のもの（甘酢）	0.8			0.8	5	8	
マヨネーズ和え	0.8			0.5			マヨネーズ（17043）15
白和え	1.0**	4		1	10		とうふ（04034）50　ごま15

＊「ゆで」「水戻し」などの調理後重量に対して，調味料の重量を推定する場合は，調理に対する重量変化に注意する。
＊＊白和えは，素材と和え衣の合計重量に対する塩分%

【煮物】
素材重量100gに対する重量割合

種類	素材重量に対する塩分(%)	17007 しょうゆ	17045 みそ	17012 塩	03003 砂糖	14006 油	備考
煮物	1.0	7			3		しょうゆと塩の割合は，適宜考慮する。酒省略可。
煮物（通常）	1.2	8			3		
炒め煮	0.8	7			3	3	
みそ煮	1.5		12		5		
佃煮	6.0	42			0~8		

【揚げ物】
素材重量100gに対する重量割合

種類	「素材＋衣」重量に対する吸油率(%)	17007 しょうゆ	02034 かたくり粉	01015 小麦粉	12004 卵	01079 パン粉
素揚げ	3~8		2~10			
からあげ	6~8	4	5~10			
フリッター・フライ	10~20			5~10	5~10	5~10
天ぷら	15~25			10~20	10~20	
かき揚げ	30~70			80~90	80~90	

【炒め物・焼き物】
素材重量100gに対する重量割合

種類	素材重量に対する塩分(%)	17012 塩	17007 しょうゆ	03003 砂糖	17045 みそ	14006 油	その他（食品番号）
炒め物・ソテー	0.8	0.8				7	
中華八宝菜（かたくり粉あん）	0.9	0.9		3			かたくり粉（02034）4
塩焼き	1~3	1~3					
照り焼き	1.0		7	3			みりん（16025）10
みそ焼き	2.0			15	15		
バター焼き	0.9	0.8	8				バター（14017）7
ムニエル	0.8	0.8	7			7	小麦粉5
目玉焼き						2	
厚焼きたまご	0.6	0.6		5		2	

Ⅷ　調味料，油脂などについて　「食事調査」の実際（その６）

【ご飯もの】　　　　　　　　　　　　　　　　　　　　　　　　　　　　　「めし＋具」100gに対する重量割合

種類	「めし＋具」重量に対する塩分(%)	17012 塩	17007 しょうゆ	17015 酢	03003 砂糖	14006 油	備考
混ぜご飯	0.6	0.6					
炊込みご飯	0.4	0.1	2				しょうゆと塩の割合は適宜考慮する。
ピラフ，チャーハン	0.3〜0.4	0.3〜0.4				7	
寿司めし用合わせ酢	0.5	0.5		5	3		

【汁物】　　　　　　　　　　　　　　　　　　　　　　　　　　　　　具を含めない汁100mLに対する重量割合

種類	具を含めない汁100mLに対する塩分(%)	17007 しょうゆ	17045 みそ	17012 塩	その他（食品番号）	備考
すまし汁	0.5〜0.7	2〜4		0.1〜0.2		
みそ汁***	0.6〜0.8		5〜7			しょうゆと塩の割合は適宜考慮する。
茶碗蒸しの卵液	0.6	4			卵25	しょうゆと塩の割合は適宜考慮する。
コンソメスープ	0.8			5	固形ブイヨン（17027）2	

***みそ汁1杯分の標準量は汁150mL＋具50g
出典）厚生労働省「平成26年 国民健康・栄養調査」食品番号表より

96

IX

エネルギー・栄養素摂取量の算出方法
「食事調査」の実際（その７）

IX　エネルギー・栄養素摂取量の算出方法　「食事調査」の実際（その7）

　調査対象者の食事状況を把握した後に栄養素等摂取量を算出するには，食品成分表の収載食品への当てはめが必須である。

　前述の通り，現在の食品成分表の最新バージョンは，「日本食品標準成分表2015年版（七訂）」であるが，2018年まで毎年追補版が公表されている（2019年1月21日には正誤表の公表あり）。「成分表（七訂）」の収載食品に追補2018年までに追加した食品を加えると，現在の日本の食品成分表は2,294食品の成分値が収載されている。

　今後は5年ごとの大きな改訂版として，2020年版が作成される予定であるが，それまでは毎年新たな追補版が公表されることとなった。

　そのため食事調査の担当者は，食品成分表にどんな食品が収載されているか（食品成分表に収載されている食品はどんなものか）を正確に把握していることが必要である。

　これは，対象者の食事の聞き取り確認に際しても重要なスキルである。

　写真を見て，みそ汁の中身で「豆腐」が確認できたとしても，「成分表（七訂）」では，木綿豆腐（04032），絹ごし豆腐（04033），ソフト豆腐（04034），充てん豆腐（04035），沖縄豆腐（04036），ゆし豆腐（04037），焼き豆腐（04038），生揚げ（04039）と8種類の豆腐が収載されている。この8種類があることを知っていれば，「このみそ汁に写っている豆腐はどんなものでしたか？」と確認することができるであろう。

　同様に一般の食品名について，「成分表（七訂）」への当てはめ（翻訳）が必要な食品は数多く収載されている。

　一般に「かぼちゃ」といっても，「成分表（七訂）」では「日本かぼちゃ」，「西洋かぼちゃ」，「そうめんかぼちゃ」。「もやし」は，「アルファルファもやし」，「だいずもやし」，「ブラックマッペもやし」，「りょくとうもやし」が収載されている。

　さらに，にんじん類では「葉にんじん」，「にんじん」，「きんとき」，「ミニキャロット」の4種が収載されているが，「にんじん」の中でも，根，皮つき－生（06212），根，皮つき－ゆで（06213），根，皮むき－生（06214），根，皮むき－ゆで（06215），根，皮むき－油いため（06345），根，皮むき－素揚げ（06346），根，皮－生（06347），根－冷凍（06216），根－冷凍，ゆで（06380），根－冷凍，油いため（06381），グラッセ（06348），ジュース・缶詰（06217）の12種類が収載されている。

（肉類の種類は，別途27ページ Box 4 参照のこと。）

　これらの収載食品の詳細については，食べ物と健康の分野において食品学として習得して欲しい。また，「成分表（七訂）」の「第3章　資料1　食品群別留意点」に記述されているので，こちらも熟読して調査にあたることが望ましい。

　対象者の食事内容の確認，食品成分表の食品番号への当てはめ及び重量の推定が完成したら，次いで栄養素等摂取量の算出を行う。

種々の栄養計算ソフトが市販されているが，最も大切なことは最新のバージョンであるかどうかである。費用がかかるので以前のバージョンのまま，あるいは自分が使っているバージョンが分からずに市販ソフトを使い続けるのは，専門家としての資質が問われる。常に最新の食品成分表を収載した栄養計算ソフトを使用するように心がけたい。

　文部科学省のＨＰでは，最新のバージョンの食品成分表がExcelファイルで公開されている（URLは38ページを参照）。

　利用の際には，一部「－」（未測定）や「Tr」（微量）などは文字で入力されている。さらに推定された数字として，（　）かっこ付き表示の数字は，負（マイナス）の数字で入力されているので，留意して使用することが必要である。

　これらのことに留意すれば（Excelにて多少の工夫が必要），食品成分表の最新のバージョン及び追補版の対応も容易であり，またExcelでそのまま利用できるため，その後の集計作業にも活用することが可能である。

X
栄養指導について

栄養教育・栄養指導は，健康増進，生活習慣病の予防と治療を目的とすることが多い。この本では，対象が，グループあるいは集団の場合を栄養教育，個人（1対1）の場合を栄養指導としておく。

食事調査は栄養マネジメントの中で，栄養アセスメントとして使用する。しかし，スマホ・携帯電話写真を用いた「24時間食事思い出し法」の1回分（1日分）の結果は，必ずしも習慣的な食事摂取量を反映するものではない。したがって，「食事摂取基準」を基準にして，栄養教育や栄養指導を行うのは適切ではない。日常の食事摂取状態を考慮に入れるならば，「食事摂取基準」を基準にして，栄養指導をしても，やむを得ないであろうが……。

非連続の2日間，あるいは連続の3日間，調査を実施し，その平均値であるならば，「食事摂取基準」と比較することができる。

ある地域集団や施設（給食施設を含む）で，かなりの人数を対象にして，スマホ・携帯電話写真を用いた「24時間食事思い出し法」を実施し，エネルギー・栄養素摂取量の平均値を求めて，集団の平均値を「食事摂取基準」と比較することもできない。例えば，推定平均必要量未満の人々の割合，目標量を達成していない人々の割合，耐容上限量以上の人々の割合なども算出してはならない。個人の1日分摂取量を「食事摂取基準」と比較するよりもよくない。必ず，集団内の1人1人に対して，非連続2日間，または連続3日間，調査を実施しなければならない。

ここでは，1日分のスマホ・携帯電話写真を用いた「24時間食事思い出し法」の結果を用いて，栄養指導をする方法を述べているが，習慣的な摂取量でないことを，常に念頭に置いておかなければならない。このため，摂取量そのものよりも定性的な話やポーションサイズの話にしている。

BMI＝（体重 kg）/（身長 m)^{2}は，習慣的なエネルギー摂取量と消費量（身体活動度など）のバランスを反映しているので，先ず，BMI を評価する。周知のように，BMI18.5未満の場合は，既往歴がなければ，食事摂取量の増加を指導する。BMI25以上の場合は，原因疾患（2次性肥満。資料2）がなければ，食事摂取量の減少と身体活動度の増加を指導する。身体活動レベルが軽い（Ⅰ）の場合は，身体活動度の増加が望ましい。なお，BMI が低ければ低いほど死亡率が低いのではない。日本人では，BMI18.5未満の死亡率はかなり高く，BMI が高いものと低いものは，死亡率が高く，U カーブを描く。

エネルギー・栄養素の定量的評価は，原則としてできないので，ここでは，やむを得ず（習慣的な摂取ではないので……），「厚生労働省・農林水産省：食事バランスガイド」を利用する。「食事バランスガイド」を利用する場合でも，習慣的な摂取状態を念頭に入れておかなければならない。栄養指導を受ける対象者にも，絶えず，習慣的な摂取状態を聞き続けるようにする。

一日分の結果からではあるが，「食事バランスガイド」に準じて，対象者の主食，副菜，主菜，牛乳・乳製品，果物の「つ SV」を整理する。そして成人の場合，「食事バランスガイド」の主食5－7つ，副菜5－6つ，主菜3－5つ，牛

乳・乳製品2つ,果物2つと比較する。この範囲内に入るように栄養指導する。「食事バランスガイド」の「コマ」のイメージ図のコピーを手渡す。

　本調査結果は,あくまでも推定値であることから,身体計測,臨床検査・臨床診査より得られた値などを加味し,総合的にアセスメント及び栄養指導をすることが大切である。

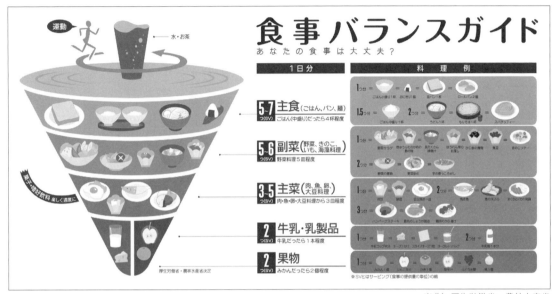

出典）厚生労働省・農林水産省

XI
「食事調査」の実例

XI 「食事調査」の実例

1. 演習5

演習5

　この章では，3名分の実例を示しておく。

　「演習5-1」，「演習5-2」，「演習5-3」について食事調査問診票と実際の料理写真を示す。

　先ずは，写真を見て食品の推定ならびに，重量の推定を実施する際にはどのような点を確認しなければならないかを演習して欲しい。残念ながら演習のため，実際に対象者に聞き取りを実施することはできない。また写真をピンチして拡大することもできないため，ここでは確認しなければならない箇所を理解するように努めること。

　その後に演習の正解から算出した栄養価計算の結果を示しているので，写真に写らない味付けや聞き取りが必要な個所を確認してほしい。

　正解の食材や重量を覚えることにはまったく意味がないので，この章では聞き取りの際に写真を見て，「どこ」を「どのように」聞き取れば（確認すれば），より正しく対象者が喫食した状態を把握できるのかを意識してほしい。

　1日分の食制別の「料理」の写真（スマホのカメラで撮影されたものである）のみから，スマホ・携帯電話写真を用いた「24時間食事思い出し法」の「食事調査票」（資料3をコピーして使用する）を記入していく。最終的には「食品」と「食品摂取量」を推測し，決定する。「食事調査票」の「食材」と食材の「食事前の大きさ」「残食の大きさ」を，さらに「食品と食品摂取量」の欄の「食事前の重さ（A）」と「残食の重さ（B）」も記入する。

　担当者が3人の調査対象者に「食事調査」（写真と面接聞き取り）を実際に行い，その結果に基づいて記録したものが「食事調査票」である（114，118，122ページの解答篇）。自分が行った「食事調査票」（写真のみで面接聞き取りなし）と比較する。両者の比較により，聞き取らなければならないと思っていたことがあれば列挙しておく。なお，「食事前の重さ（A）」と「残食の重さ（B）」とを必ず記載する。残食がなければ，B=0と記入する。

　参考までに，食事調査票に基づいて栄養価計算をした結果を示しておく（116，120，124ページ）。自分の「食事調査票」に基づいて栄養価計算も行っておくのが望ましい。

　なお，この「演習5」は，第Ⅳ章〜Ⅷ章で学んだことの復習であり，総仕上げである。

1. 演習 5

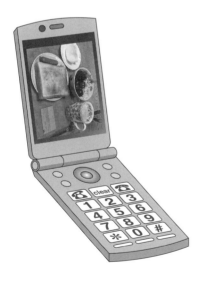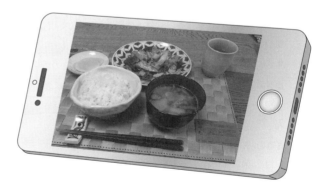

XI 「食事調査」の実例

演習 5-1　　　　　　　食事調査問診票

面接聞き取り調査日（食事調査日）：　2018　年　6　月　12　日　（　火　）

食事調査担当者（氏名）：　田中　太郎

食事調査場所：　アサヒコーヒー店

食事調査時間：　10　時　00　分　～　10　時　40　分

ID 番号：　20190612001

性別：　男性　　　　　　年齢：　45　歳（生年月日：　1973　年　5　月　5　日）

身長：　175　cm　　　　体重：　70　kg

Q1．医師から以下の病気といわれたことがありますか？　　Q2．現在、以下の薬を飲んでいますか？

1-1．がん　　　　　　はい　・　(いいえ)　　　　2-1．血圧を下げる薬　　　　はい　・　(いいえ)

1-2．心疾患　　　　　はい　・　(いいえ)　　　　2-2．血糖値を下げる薬　　　はい　・　(いいえ)

1-3．脳血管疾患　　　はい　・　(いいえ)　　　　2-3．コレステロールを下げる薬　はい　・　(いいえ)

Q3．現在，健康食品やサプリメントを摂っていますか？　　はい　・　(いいえ)

「はい」と答えた方は，会社名と商品名をお書きください。あるいは，添付されている書類のコピーを調査担当者（調査者）にお渡し下さい。

会社名・商品名：

摂取回数：　　　　　　回／1日　　　　摂取量：　　　　　　　　　　　　／1回当たり

Q4．喫煙（タバコ）についておたずねします。

(4-1．吸っていない（吸ったことがない）)

4-2．以前，吸っていた　→　やめた年齢　　　歳　過去　　　　　年間で，1日　約　　　　　本

4-3．現在，吸っている　→　喫煙歴　　　　年間で，1日　約　　　　　本

Q5．飲酒（お酒）の頻度についておたずねします。

5-1．飲まない（飲めない）

5-2．以前，飲んでいた　→　やめた年齢　　　歳　過去　　　　　年間で，1日　約　　　　　合

(5-3．現在，時々飲む)

5-4．現在，毎日飲む　→　何を　　　　　　　　　　どのくらい　　　　　　　　　　杯程度

Q6．普段の家庭における食事づくりへの関わり方についておたずねします。

6-1．ほとんどしない　　　　　　　　(6-2．月に数回程度)

6-3．週に数回程度　　　　　　　　　6-4．ほとんど毎日している

Q7．食事の準備のために行う食料品の買い物への関わり方についておたずねします。

7-1．ほとんどしない　　　　　　　　(7-2．月に数回程度)

7-3．週に数回程度　　　　　　　　　7-4．ほとんど毎日している

Q8．食事の味付け（好み）についておたずねします。

8-1．薄い味付けが好き　　(8-2．どちらともいえない)　　　8-3．濃い味付けが好き

Q9．外食の味付けについておたずねします。

9-1．味付けが薄いと感じることが多い　　　9-2．どちらともいえない

(9-3．味付けが濃いと感じることが多い)

コーディング日：西暦　2018　年　6　月　13　日（　水　）

108

演習 5-1

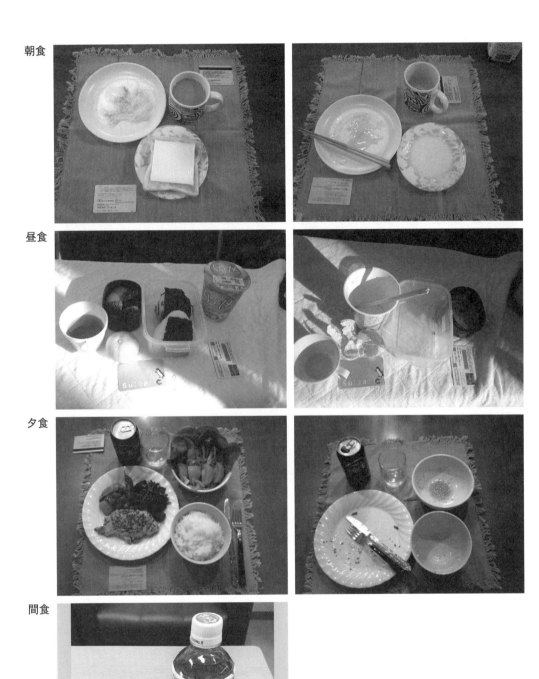

XI 「食事調査」の実例

演習5-2

食事調査問診票

面接聞き取り調査日（食事調査日）： 2018 年 10 月 13 日 （ 土 ）

食事調査担当者（氏名）： 鈴木　花子

食事調査場所： アイランド珈琲

食事調査時間： 10 時 00 分 ～ 10 時 55 分

ＩＤ番号： 20190612002

性別： 男性　　　　年齢： 58 歳（生年月日： 1959 年 11 月 13 日）

身長： 165 cm　　　体重： 58 kg

Q1. 医師から以下の病気といわれたことがありますか？　Q2. 現在、以下の薬を飲んでいますか？

　　1-1. がん　　　　　はい ・ (いいえ)　　　　2-1. 血圧を下げる薬　　　　はい ・ (いいえ)

　　1-2. 心疾患　　　　はい ・ (いいえ)　　　　2-2. 血糖値を下げる薬　　　はい ・ (いいえ)

　　1-3. 脳血管疾患　　はい ・ (いいえ)　　　　2-3. コレステロールを下げる薬　はい ・ (いいえ)

Q3. 現在，健康食品やサプリメントを摂っていますか？　はい ・ (いいえ)

「はい」と答えた方は，会社名と商品名をお書きください。あるいは，添付されている書類のコピーを調査担当者（調査者）にお渡し下さい。

　　　会社名・商品名：

　　　摂取回数：　　　　　　　回／1日　　　　摂取量：　　　　　　　　　　　／1回当たり

Q4. 喫煙（タバコ）についておたずねします。

　　(4-1. 吸っていない（吸ったことがない）)

　　4-2. 以前，吸っていた　　→　　やめた年齢　　　歳　過去　　　　　年間で，1日 約　　　　　本

　　4-3. 現在，吸っている　　→　　喫煙歴　　　　年間で，1日 約　　　　　本

Q5. 飲酒（お酒）の頻度についておたずねします。

　　5-1. 飲まない（飲めない）

　　5-2. 以前，飲んでいた　　→　　やめた年齢　　　歳　過去　　　　　年間で，1日 約　　　　　合

　　(5-3. 現在，時々飲む)

　　5-4. 現在，毎日飲む　　→　　何を　　　　　　　　　どのくらい　　　　　　　　杯程度

Q6. 普段の家庭における食事づくりへの関わり方についておたずねします。

　　(6-1. ほとんどしない)　　　　　　　　6-2. 月に数回程度

　　6-3. 週に数回程度　　　　　　　　　6-4. ほとんど毎日している

Q7. 食事の準備のために行う食料品の買い物への関わり方についておたずねします。

　　7-1. ほとんどしない　　　　　　　　7-2. 月に数回程度

　　(7-3. 週に数回程度)　　　　　　　　7-4. ほとんど毎日している

Q8. 食事の味付け（好み）についておたずねします。

　　(8-1. 薄い味付けが好き)　　　　8-2. どちらともいえない　　　　8-3. 濃い味付けが好き

Q9. 外食の味付けについておたずねします。

　　9-1. 味付けが薄いと感じることが多い　　　9-2. どちらともいえない

　　(9-3. 味付けが濃いと感じることが多い)

コーディング日：西暦　2018 年 10 月 13 日 （ 水 ）

演習 5-2

朝食

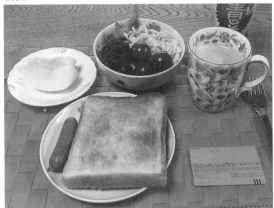 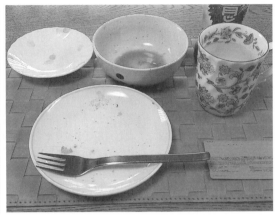

昼食

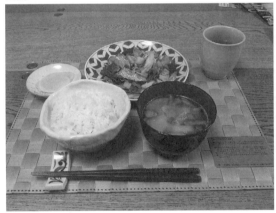 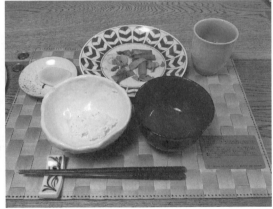

夕食

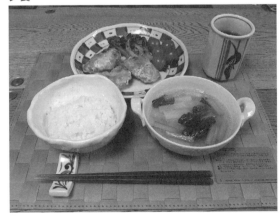 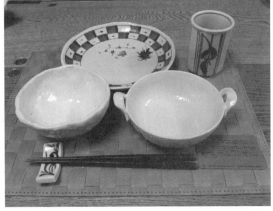

XI 「食事調査」の実例

演習 5 - 3

食事調査問診票

面接聞き取り調査日（食事調査日）： 2018 年 9 月 8 日 (土)

食事調査担当者（氏名）： 令和 成子

食事調査場所： 調査対象者の自宅

食事調査時間： 10 時 30 分 ～ 11 時 15 分

ＩＤ番号： 20190612003

性別： 男性　　　　年齢： 41 歳（生年月日： 1976 年 10 月 1 日）

身長： 168 cm　　　体重： 64 kg

Q1．医師から以下の病気といわれたことがありますか？　Q2．現在、以下の薬を飲んでいますか？

　　1-1．がん　　　　　はい ・ （いいえ）　　　　2-1．血圧を下げる薬　　　　はい ・ （いいえ）

　　1-2．心疾患　　　　はい ・ （いいえ）　　　　2-2．血糖値を下げる薬　　　はい ・ （いいえ）

　　1-3．脳血管疾患　　はい ・ （いいえ）　　　　2-3．コレステロールを下げる薬　はい ・ （いいえ）

Q3．現在，健康食品やサプリメントを摂っていますか？　はい ・ （いいえ）

「はい」と答えた方は，会社名と商品名をお書きください。あるいは，添付されている書類のコピーを調査担当者（調査者）にお渡し下さい。

　　　会社名・商品名：

　　　摂取回数：　　　　　　回／1日　　　　摂取量：　　　　　　　　　　　／1回当たり

Q4．喫煙（タバコ）についておたずねします。

　　（4-1．吸っていない（吸ったことがない））

　　4-2．以前，吸っていた　→　やめた年齢　　　歳 過去　　　　　　年間で，1日 約　　　　　　本

　　4-3．現在，吸っている　→　喫煙歴　　　　　年間で，1日 約　　　　　　本

Q5．飲酒（お酒）の頻度についておたずねします。

　　5-1．飲まない（飲めない）

　　5-2．以前，飲んでいた　→　やめた年齢　　　歳 過去　　　　　　年間で，1日 約　　　　　　合

　　（5-3．現在，時々飲む）

　　5-4．現在，毎日飲む　→　何を　　　　　　　　　　どのくらい　　　　　　　　　　杯程度

Q6．普段の家庭における食事づくりへの関わり方についておたずねします。

　　（6-1．ほとんどしない）　　　　　　　　6-2．月に数回程度

　　6-3．週に数回程度　　　　　　　　　　6-4．ほとんど毎日している

Q7．食事の準備のために行う食料品の買い物への関わり方についておたずねします。

　　7-1．ほとんどしない　　　　　　　　（7-2．月に数回程度）

　　7-3．週に数回程度　　　　　　　　　7-4．ほとんど毎日している

Q8．食事の味付け（好み）についておたずねします。

　　8-1．薄い味付けが好き　　　　8-2．どちらともいえない　　　（8-3．濃い味付けが好き）

Q9．外食の味付けについておたずねします。

　　9-1．味付けが薄いと感じることが多い　　（9-2．どちらともいえない）

　　9-3．味付けが濃いと感じることが多い

コーディング日：西暦　2018 年 9 月 8 日 (水)

112

演習 5-3

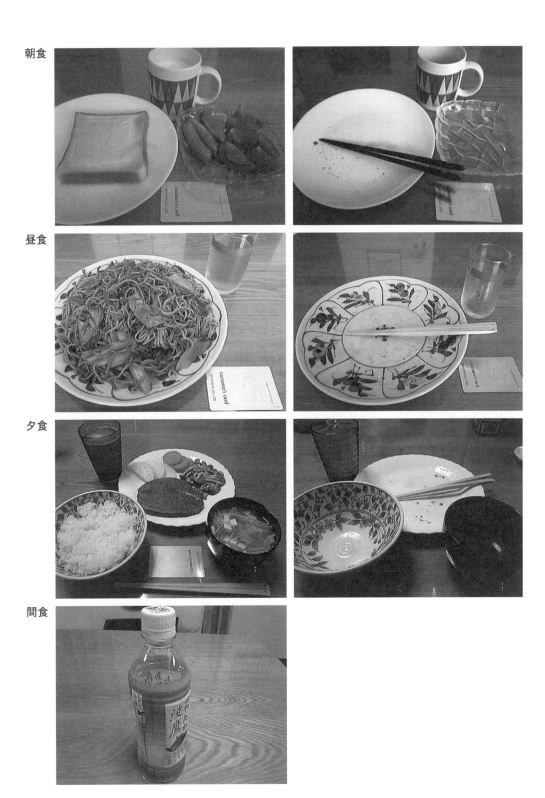

XI 「食事調査」の実例

解答編 演習5-1

食事調査票

対象者（被験者）	氏名		性別：（男） 女		電話：
ID：	ふりがな		生年月日：1973年5月5日生		メール：
住所 〒					

調査者	氏名　田中太郎	電話：
ID：	ふりがな　たなかたろう	メール：

食制	料理区分 大分類	料理区分 小分類	料理名	「食材」	食材の大きさ 食事前の大きさ	食材の大きさ 残食の大きさ	食品と食品摂取量 「食品」	食品番号	食事前の重さ(A)	残食の重さ(B)	食品摂取量(＝A-B)	備考（ページは資料5「料理写真集」）
朝食	主食	パン類	チーズトースト	食パン	6枚切り1枚	—	食パン	01026	65	0	65	p.14　トーストより僅かに厚い
				マーガリン	ひとぬり	—	ソフトタイプマーガリン・家庭用	14020	2	0	2	p.27　ホットケーキのバターの1/5
	主菜	卵類	目玉焼き	スライスチーズ	1枚	—	プロセスチーズ	13040	20	0	20	p.113　プロセスチーズ左
				卵	1個	—	鶏卵・全卵—ゆで	12005	55	0	55	普通サイズ
				油	少々		調合油	14006	1.1	0	1.1	
				塩	少々		食塩	17012	0.3	0	0.3	
				こしょう	少々		こしょう（黒・粉）	17063	0.03	0	0.03	
	嗜好飲料類		コーヒー	コーヒー	マグカップ1杯	—	コーヒー（浸出液）	16045	160	0	160	p.137　マグ①の4目盛りくらいで
				牛乳	少し	—	普通牛乳	13003	20	0	20	牛乳は大匙1杯強
昼食	主食	米類	おにぎり（2個）	ご飯	2個分	—	おにぎり（うるち米）	01111	300	0	300	p.8　おにぎり②と同じくらいが2個
				昆布の佃煮		—	こんぶ—つくだ煮	09023	10	0	10	
				鮭		—	しろさけ・塩ざけ（切り身）	10139	6	0	6	
				のり		—	あまのり・焼きのり	09004	2	0	2	
	副菜	野菜	生野菜	ブロッコリー	1個	—	ブロッコリー・花序—ゆで	06264	30	0	30	p.41　チキンソテーのブロッコリーと同じくらい
				トマト	2切れ	—	トマト—生	06182	40	0	40	大き目の一口大のくし型2個
	主食	めん類	カップラーメン（ぽてソメ）	カップめん	1個	—	中華・即席カップめん—油揚げ	01059	80	0	80	サッポロ一番HP参照し、カップめん（油揚げ）に置き換える
	果物	果実類	みかん	みかん	1個	外皮のみ残す	温州みかん・じょうのう・普通—生	07027	75	15	60	p.119の1.5倍弱
			お茶（日本茶）	煎茶	茶碗1杯	—	せん茶・浸出液	16037	75	0	75	p.139　タンブラー①の1目盛りと2目盛りの間くらい
夕食	主食	米類	ご飯	めし	大茶碗1杯	—	めし・精白米（水稲）	01088	250	0	250	p.4　めし⑤と同じくらい
	主菜	肉類	ポークソテー	豚肉	1切れ	—	ぶた・もも・皮下脂肪なし—焼き	11132	94	0	94	p.30　サーロインステーキの7分目弱
				香草	全体に広がる量	—	バジル・葉—生	06238	2	0	2	〔食品名不明のためバジルとした〕
				塩	普通	—	食塩	17012	0.9	0	0.9	
				こしょう		—	こしょう・黒，粉	17063	0.09	0	0.09	
				油		—	調合油	14006	8	0	8	
				ほうれんそう	少し	—	ほうれんそう・葉—油いため（通年）	06359	45	0	45	p.85　ほうれん草おひたしよりやや少ない
				ピーマン（みどり）	6切れ位？	—	青ピーマン—油いため	06246	22	0	22	p.78　茄子の味噌炒めのピーマンの1.5倍くらい
				ピーマン（赤）	2切れ	—	赤ピーマン—油いため	06248	8	0	8	
				塩		—	食塩	17012	0.2	0	0.2	
				こしょう		—	こしょう・黒，粉	17063	0.02	0	0.02	

114

| 食制 | 料理区分 | | 料理名 | 「食材」 | 食材の大きさ | | 食品と食品摂取量 | | | | | 備考 |
	大分類	小分類			食事前の大きさ	残食の大きさ	「食品」	食品番号	食事前の重さ(A)	残食の重さ(B)	食品摂取量(=A−B)	（ページは資料5「料理写真集」）
夕食	副菜	野菜	野菜サラダ	サラダ菜	葉っぱ5枚	—	レタス・サラダな・葉−生	06313	50	0	50	葉っぱ5枚
				レタス	下にひいてある	—	レタス（土耕栽培）−生	06312	20	0	20	p.37 豚肉しょうが焼きのレタス2/3
				きゅうり	薄切り8枚	—	きゅうり−生	06065	20	0	20	p.68 野菜サラダのきゅうりよりやや多め
				トマト	くし型4個	—	トマト−生	06182	80	0	80	大き目の一口大のくし型4個
				生ハム	2枚位	—	ぶた・生ハム・促成	11181	10	0	10	薄切り2枚
				ドレッシング	全体にかけてある	少し残る	和風ドレッシング	17116	10	3	7	} 大さじ半分
	アルコール類		発泡酒（金麦）	発泡酒	350mL缶1本	—	発泡酒	16009	350	0	350	サントリーHP参照
間食	嗜好飲料		麦茶（ペットボトル）	麦茶	650mL	—	麦茶・浸出液	16055	650	0	650	

食制：朝食，昼食，夕食，間食，夜食など。**料理区分（大分類）**：主食，副菜，主菜，牛乳・乳製品，果物と，これらに加えて，水，菓子類，嗜好飲料類（アルコール類を除く），アルコール類。**料理区分（小分類）**：資料4。「料理区分（小分類）」の定義は本マニュアル21ページを参照。

「食材」から「食品」にあてはめた根拠を「備考」欄に記入すること。「食材」の欄には，「食品」に変更前の「食材」名を書き残しておく。「食材の目安摂取量」（食事前と残食の目安摂取量の差）を推測した根拠（例えば，「実物大料理写真集」の3ページ，めし③と④の中間値，「スケール」の137ページ，マグカップ①など），食材の成分表との差異（生しか載っていない→焼き），「食品摂取量」の最終決定，置き換え，牛肉などの対応法なども「備考」に記す。

XI 「食事調査」の実例

栄養価計算結果 演習 5 - 1

	食品コード	食品名	重量 (g)	エネルギー kcal	水分 g	たんぱく質 g	脂質 g
朝食							
チーズトースト	01026	食パン	65	172	25	6.0	2.9
	14020	ソフトタイプマーガリン（家庭用）	2	15	0	0.0	1.7
	13040	プロセスチーズ	20	68	9	4.5	5.2
目玉焼き	12005	鶏卵・全卵―ゆで	55	83	42	7.1	5.5
	14006	調合油	1.1	10	0	0.0	1.1
	17012	食塩	0.3	0	0	0.0	0.0
	17063	こしょう・黒, 粉	0.03	0	0	0.0	0.0
コーヒー	16045	コーヒー・浸出液	160	6	158	0.3	0.0
	13003	普通牛乳	20	13	17	0.7	0.8
		朝食合計		368	251	18.7	17.1
昼食							
おにぎり（2個）	01111	おにぎり（うるち米）	300	537	171	8.1	0.9
	09023	こんぶ―つくだ煮	10	17	5	0.6	0.1
	10139	しろさけ・塩ざけ（切り身）	6	12	4	1.3	0.7
	09004	あまのり・焼きのり	2	4	0	0.8	0.1
生野菜	06264	ブロッコリー・花序―ゆで	30	8	27	1.1	0.1
	06182	トマト―生	40	8	38	0.3	0.0
カップラーメン（しょうゆ味）	01059	中華・即席カップめん―油揚げ	80	358	4	8.6	15.8
みかん	07027	温州みかん・じょうのう・普通―生	60	28	52	0.4	0.1
お茶（日本茶）	16037	せん茶・浸出液	75	2	75	0.2	0.0
		昼食合計		973	376	21.3	17.7
夕食							
ご飯	01088	めし・精白米（水稲）	250	420	150	6.3	0.8
ポークソテー	11132	ぶた・もも・皮下脂肪なし―焼き	94	188	57	28.4	7.1
	06238	バジル・葉―生	2	0	2	0.0	0.0
	17012	食塩	0.9	0	0	0.0	0.0
	17063	こしょう・黒, 粉	0.09	0	0	0.0	0.0
	14006	調合油	8	74	0	0.0	8.0
	06359	ほうれんそう・葉―油いため（通年）	45	45	37	1.7	3.6
	06246	青ピーマン―油いため	22	13	20	0.2	0.9
	06248	赤ピーマン―油いため	8	6	7	0.1	0.3
	17012	食塩	0.2	0	0	0.0	0.0
	17063	こしょう・黒, 粉	0.02	0	0	0.0	0.0
野菜サラダ	06313	レタス・サラダな・葉―生	50	7	47	0.5	0.1
	06312	レタス（土耕栽培）―生	20	2	19	0.1	0.0
	06065	きゅうり―生	20	3	19	0.2	0.0
	06182	トマト―生	80	15	75	0.6	0.1
	11181	ぶた・生ハム・促成	10	25	6	2.4	1.7
	17116	和風ドレッシング	7	14	5	0.2	1.3
発泡酒（金麦）	16009	発泡酒	350	158	322	0.4	0.0
		夕食合計		970	765	41.0	24.0
間食							
麦茶（ペットボトル）	16055	麦茶・浸出液	650	7	648	0.0	0.0
		間食合計		7	648	0.0	0.0
		1日合計		2317	2040	81.0	58.8

栄養価計算結果 演習 5-1

飽和脂肪酸 g	炭水化物 g	食物繊維総量 g	カルシウム mg	鉄 mg	レチノール活性当量 μg	ビタミンB_1 mg	ビタミンB_2 mg	ビタミンC mg	食塩相当量 g
1.24	30.4	1.5	19	0.4	0	0.05	0.03	0	0.8
0.46	0.0	0.0	0	0.0	0	0.00	0.00	0	0.0
3.20	0.3	0.0	126	0.1	52	0.01	0.08	0	0.6
1.49	0.2	0.0	28	1.0	77	0.03	0.22	0	0.2
0.12	0.0	0.0	0	0.0	0	0.00	0.00	0	0.0
0.00	0.0	0.0	0	0.0	0	0.00	0.00	0	0.3
0.00	0.0	0.0	0	0.0	0	0.00	0.00	0	0.0
0.02	1.1	0.0	3	0.0	0	0.00	0.02	0	0.0
0.47	1.0	0.0	22	0.0	8	0.01	0.03	0	0.0
6.98	32.9	1.5	199	1.5	137	0.09	0.37	0	1.9
0.30	118.2	1.2	9	0.3	0	0.06	0.03	0	1.5
0.02	3.3	0.7	15	0.1	1	0.01	0.01	0	0.7
0.15	0.0	0.0	1	0.0	1	0.01	0.01	0	0.1
0.01	0.9	0.7	6	0.2	46	0.01	0.05	4	0.0
0.02	1.3	1.1	10	0.2	19	0.02	0.03	16	0.0
0.01	1.9	0.4	3	0.1	18	0.02	0.01	6	0.0
6.98	45.5	1.8	152	1.0	22	0.54	0.42	1	5.5
0.01	7.2	0.6	13	0.1	50	0.06	0.02	19	0.0
0.00	0.2	0.0	2	0.2	0	0.00	0.04	5	0.0
7.49	178.5	6.6	210	2.3	158	0.73	0.61	51	7.9
0.25	92.8	0.8	8	0.3	0	0.05	0.03	0	0.0
2.37	0.3	0.0	5	0.9	1	1.12	0.26	1	0.1
0.00	0.1	0.1	5	0.0	10	0.00	0.00	0	0.0
0.00	0.0	0.0	0	0.0	0	0.00	0.00	0	0.9
0.00	0.1	0.0	0	0.0	0	0.00	0.00	0	0.0
0.88	0.0	0.0	0	0.0	0	0.00	0.00	0	0.0
0.26	2.0	2.1	40	0.5	284	0.04	0.07	9	0.0
0.07	1.2	0.5	2	0.2	8	0.01	0.01	17	0.0
0.02	0.6	0.1	1	0.1	7	0.00	0.01	14	0.0
0.00	0.0	0.0	0	0.0	0	0.00	0.00	0	0.2
0.00	0.0	0.0	0	0.0	0	0.00	0.00	0	0.0
0.01	1.4	0.9	28	1.2	90	0.03	0.07	7	0.0
0.00	0.6	0.2	4	0.1	4	0.01	0.01	1	0.0
0.00	0.6	0.2	5	0.1	6	0.01	0.01	3	0.0
0.02	3.8	0.8	6	0.2	36	0.04	0.02	12	0.0
0.65	0.1	0.0	1	0.1	1	0.09	0.02	2	0.3
0.14	0.4	0.0	1	0.0	0	0.00	0.00	0	0.3
0.00	12.6	0.0	14	0.0	0	0.00	0.04	0	0.0
4.67	116.2	5.7	118	3.6	446	1.40	0.53	67	1.7
0.00	2.0	0.0	13	0.0	0	0.00	0.00	0	0.0
0.00	2.0	0.0	13	0.0	0	0.00	0.00	0	0.0
19.14	329.5	13.7	540	7.3	741	2.22	1.51	118	11.5

XI 「食事調査」の実例

解答編 演習5-2

食事調査票

対象者（被験者）		氏名			性別： （男） 女			電話：
ID：		ふりがな			生年月日：1959年11月13日生			メール：
住所　〒								

		調査者		氏名　鈴木花子		電話：
		ID：20190612002		ふりがな　すずきはなこ		メール：

食制	料理区分 大分類	料理区分 小分類	料理名	「食材」	食材の大きさ 食事前の大きさ	食材の大きさ 残食の大きさ	「食品」	食品番号	食事前の重さ(A)	残食の重さ(B)	食品摂取量 (=A-B)	備　考 （ページは資料5「料理写真集」）
朝食	主食	パン類	トースト	食パン	6枚切り1枚	―	食パン	01026	60	0	60	p.14　トーストと同じ
				マーガリン	一面に薄く塗る	―	ソフトタイプマーガリン・家庭用	14020	5	0	5	
	主菜	肉類	ウインナーソーセージ	ウインナーソーセージ	中1本	―	ぶた・ソーセージ・ウインナー	11186	20	0	20	
	副菜	野菜	野菜サラダ	レタス		―	レタス（土耕栽培）―生	06312	15	0	15	p.37　レタスの半分
				キャベツ		―	キャベツ―生	06061	30	0	30	p.68　キャベツの1.5倍位
				ブロッコリー（ゆで）	1個	―	ブロッコリー・花序―ゆで	06264	15	0	15	p.41　ブロッコリーより大きい
				ミニトマト	3個	―	トマト・ミニトマト―生	06183	40	0	40	p.68　ミニトマトより少し大きめ
				ドレッシング（ノンオイル）		器の底に残る	ドレッシングタイプ和風調味料	17039	10	1	9	
	果物		りんご	りんご	2切れ	―	りんご（皮むき）―生	07148	55	0	55	p.125　リンゴ2個より小さめ
	牛乳・乳製品		コーヒー牛乳	牛乳	1杯	―	普通牛乳	13003	150	0	150	p.137　マグカップ①目盛り4
				コーヒー（エスプレッソ）		―	コーヒー・浸出液	16045	50	0	50	
昼食	主食	米類	ご飯	めし（精白米）	1膳	3口	めし・精白米（水稲）	01088	150	30	120	p.3　めし③と同じ
	副菜	野菜	みそ汁	大根（皮むき）		―	大根・根、皮むき―ゆで	06135	20	0	20	p.108　大根と同じくらい
				小松菜		―	こまつな・葉―ゆで	06087	10	0	10	p.109　ほうれんそうと同じ
				里芋		―	さといも―水煮	02011	15	0	15	p.98　里芋1かけ
				なめこ		―	なめこ―ゆで	08021	10	0	10	p.109　なめこの半分
				だし汁		―	かつおだし	17019	120	0	120	
				味噌		―	米みそ・淡色辛みそ	17045	7	0	7	うす味（塩分0.8%）
	主菜	肉類	肉野菜炒め	豚肉（もも）	全体量は、p.81の2倍位	2枚	豚・もも・脂身つき―生	11130	80	6	74	p.81の4倍位
				キャベツ		2枚	キャベツ―ゆで	06062	70	2	68	p.81の1.5倍位
				にんじん（皮むき）		4枚	にんじん・根、皮むき―ゆで	06215	23	4	19	p.81の1.5倍位
				ピーマン		―	青ピーマン―生	06245	15	0	15	5～6枚
				エリンギ		2枚	ひらたけ・エリンギ―焼き	08049	20	1	19	p.91と同じ
				塩			食塩	17012	1.6	0.1	1.5	素材生重量の0.8%
				こしょう			こしょう・黒、粉	17063	0.5	0	0.5	
				植物油			調合油	14006	14	1	13	素材生重量の7%
	副菜	野菜	漬物	たくあん漬け	2切れ	1切れ	たくあん漬・塩押しだいこん漬	06138	20	10	10	
	嗜好飲料類	緑茶類	せん茶	せん茶	1杯	―	せん茶・浸出液	16037	120	0	120	p.136のコーヒーカップ①より小さめ

118

解答編 演習 5-2

食制	料理区分		料理名	「食材」	食材の大きさ		食品と食品摂取量				備考（ページは資料5「料理写真集」）
	大分類	小分類			食事前の大きさ	残食の大きさ	「食品」	食品番号	食事前の重さ(A)	残食の重さ(B)	食品摂取量(＝A−B)	
夕食	主食	米類	ごはん	めし（精白）	1膳	—	めし・精白米（水稲）	01088	100	0	100	p.2　めし②と同じ
	副菜	野菜	スープ	大根（皮むき）	1杯	—	大根・根、皮むき—ゆで	06135	25	0	25	p.108　大根より多い
				白菜		—	はくさい—ゆで	06234	25	0	25	大根と同じ位
				小松菜		—	こまつな・葉—ゆで	06087	20	0	20	p.108　ほうれんそうの2倍
				ガラスープの素			顆粒中華だし	17093	2	0	2	汁に対して塩分0.8%
				水			水		100	0	100	
	主菜	肉類	から揚げ	から揚げ	3個	—	若鶏・もも（皮つき）、から揚げ	11289	100	0	100	p.43より大きめ（1.2倍）
			付け合せ	ブロッコリー（ゆで）	3〜4個	—	ブロッコリー・花序—ゆで	06264	40	0	40	p.41　ブロッコリーより少し多め
				ミニトマト	5個	へた	トマト・ミニトマト—生	06183	50	1	49	p.68　ミニトマトと同じ
	嗜好飲料	緑茶類	ほうじ茶	ほうじ茶	1杯	—	ほうじ茶・浸出液	16040	165	0	165	p.139　タンブラー②3と4の間位

食制：朝食，昼食，夕食，間食，夜食など。**料理区分（大分類）**：主食，副菜，主菜，牛乳・乳製品，果物と，これらに加えて，水，菓子類，嗜好飲料類（アルコール類を除く），アルコール類。**料理区分（小分類）**：資料4。「料理区分（小分類）」の定義は本マニュアル21ページを参照。

「食材」から「食品」にあてはめた根拠を「備考」欄に記入すること。「食材」の欄には，「食品」に変更前の「食材」名を書き残しておく。「食材の目安摂取量」（食事前と残食の目安摂取量の差）を推測した根拠（例えば，「実物大料理写真集」の3ページ，めし③と④の中間値，「スケール」の137ページ，マグカップ①など），食材の成分表との差異（生しか載っていない→焼き），「食品摂取量」の最終決定，置き換え，牛肉などの対応法なども「備考」に記す。

119

XI 「食事調査」の実例

栄養価計算結果 演習 5 – 2

	食品コード	食品名	重量 (g)	エネルギー kcal	水分 g	たんぱく質 g	脂質 g
朝食							
トースト	01026	食パン	60	158	22.8	5.6	2.6
	14020	ソフトタイプマーガリン（家庭用）	5	38	0.7	0.0	4.2
ウインナーソーセージ	11186	ぶた・ソーセージ・ウインナー	20	64	10.6	2.6	5.7
野菜サラダ	06312	レタス（土耕栽培）―生	15	2	14.4	0.1	0.0
	06061	キャベツ―生	30	7	27.8	0.4	0.1
	06264	ブロッコリー・花序―ゆで	15	4	13.7	0.5	0.1
	06183	トマト・ミニトマト―生	40	12	36.4	0.4	0.0
	17039	和風ドレッシングタイプ調味料	9	7	6.5	0.3	0.0
りんご	07148	りんご（皮むき）―生	55	31	46.3	0.1	0.1
コーヒー牛乳	13003	普通牛乳	150	101	131.1	5.0	5.7
	16045	コーヒー・浸出液	50	2	49.3	0.1	0.0
		朝食合計	449	427	359.5	15.1	18.5
昼食							
ご飯	01088	めし・精白米（水稲）	120	202	72.0	3.0	0.4
みそ汁	06135	大根・根，皮むき―ゆで	20	4	19.0	0.1	0.0
	06087	こまつな・葉―ゆで	10	2	9.4	0.2	0.0
	02011	さといも―水煮	15	9	12.6	0.2	0.0
	08021	なめこ―ゆで	10	1	9.3	0.2	0.0
	17019	かつおだし	120	2	119.3	0.5	0.0
	17045	米みそ・淡色辛みそ	7	13	3.2	0.9	0.4
肉野菜炒め	11130	ぶた・もも・脂身つき―生	74	135	50.4	15.2	7.5
	06062	キャベツ―ゆで	68	14	63.9	0.6	0.1
	06215	にんじん・根，皮むき―ゆで	19	7	17.1	0.1	0.0
	06245	青ピーマン―生	15	3	14.0	0.1	0.0
	08049	ひらたけ・エリンギ―焼き	19				
	17012	食塩	1.5	0	0.0	0.0	0.0
	17063	こしょう・黒，粉	0.5	2	0.1	0.1	0.0
	14006	調合油	13	120	0.0	0.0	13.0
漬物	06138	たくあん漬・塩押しだいこん漬	10	6	7.8	0.1	0.0
せん茶	16037	せん茶・浸出液	120	2	119.3	0.2	0.0
		昼食合計	642	522	517.2	21.5	21.6
夕食							
ご飯	01088	めし・精白米（水稲）	100	168	60.0	2.5	0.3
スープ	06135	大根・根，皮むき―ゆで	25	5	23.7	0.1	0.0
	06234	はくさい―ゆで	25	3	23.9	0.2	0.0
	06087	こまつな・葉―ゆで	20	3	18.8	0.3	0.0
	17093	顆粒中華だし	2	4	0.0	0.3	0.0
から揚げ	11289	若鶏・もも（皮つき）―から揚げ	100	313	41.2	24.2	18.1
付け合せ	06264	ブロッコリー・花序―ゆで	40	11	36.5	1.4	0.2
	06183	トマト・ミニトマト―生	49	14	44.6	0.5	0.0
ほうじ茶	16040	ほうじ茶・浸出液	165	0	164.7	0.0	0.0
		夕食合計	626	521	413.4	29.6	18.7
		1日合計	1717	1470	1290.1	66.1	58.8

120

飽和脂肪酸	炭水化物	食物繊維総量	カルシウム	鉄	レチノール活性当量	ビタミンB$_1$	ビタミンB$_2$	ビタミンC	食塩相当量
g	g	g	mg	mg	μg	mg	mg	mg	g
1.14	28.0	1.4	17	0.4	0	0.04	0.02	0	0.8
1.15	0.0	0.0	1	0.0	1	0.00	0.00	0	0.1
2.02	0.6	0.0	1	0.2	0	0.05	0.03	2	0.4
0.00	0.4	0.2	3	0.0	3	0.01	0.00	1	0.0
0.01	1.6	0.5	13	0.1	1	0.01	0.01	12	0.0
0.01	0.6	0.6	5	0.1	10	0.01	0.01	8	0.0
0.01	2.9	0.6	5	0.2	32	0.03	0.02	13	0.0
0.00	1.4	0.0	1	0.0	0	0.00	0.00	0	0.7
0.01	8.5	0.8	2	0.1	1	0.01	0.00	2	0.0
3.50	7.2	0.0	165	0.0	57	0.06	0.23	2	0.2
0.01	0.4	0.0	1	0.0	0	0.00	0.01	0	0.0
7.84	51.7	4.0	214	1.0	105	0.22	0.33	40	2.0
0.12	44.5	0.4	4	0.1	0	0.02	0.01	0	0.0
0.00	0.8	0.3	5	0.0	0	0.00	0.00	2	0.0
0.00	0.3	0.2	15	0.2	26	0.00	0.01	2	0.0
0.00	2.0	0.4	2	0.1	0	0.01	0.00	1	0.0
0.00	0.5	0.3	0	0.1	0	0.01	0.01	0	0.0
0.00	0.0	0.0	2	0.0	0	0.00	0.01	0	0.1
0.07	1.5	0.3	7	0.3	0	0.00	0.01	0	0.9
2.66	0.1	0.0	3	0.5	3	0.67	0.16	1	0.1
0.01	3.1	1.4	27	0.1	3	0.01	0.01	12	0.0
0.00	1.6	0.5	6	0.0	139	0.01	0.01	1	0.0
0.00	0.8	0.3	2	0.1	5	0.00	0.00	11	0.0
0.00	0.0	0.0	0	0.0	0	0.00	0.00	0	1.5
0.01	0.3	0.0	2	0.1	0	0.00	0.00	0	0.0
1.43	0.0	0.0	0	0.0	0	0.00	0.00	0	0.0
0.00	1.5	0.4	3	0.0	0	0.02	0.00	5	0.4
0.00	0.2	0.0	4	0.2	0	0.00	0.06	7	0.0
4.31	57.4	4.6	81	1.9	176	0.77	0.29	42	3.0
0.10	37.1	0.3	3	0.1	0	0.02	0.01	0	0.0
0.00	1.0	0.4	6	0.1	0	0.01	0.00	2	0.0
0.00	0.7	0.4	11	0.1	3	0.00	0.00	3	0.0
0.00	0.6	0.5	30	0.4	52	0.01	0.01	4	0.0
0.01	0.7	0.0	2	0.0	0	0.00	0.01	0	1.0
3.26	13.3	0.8	11	1.0	28	0.12	0.23	2	2.5
0.02	1.7	1.5	13	0.3	26	0.02	0.04	22	0.0
0.01	3.5	0.7	6	0.2	39	0.03	0.02	16	0.0
0.00	0.2	0.0	3	0.0	0	0.00	0.03	0	0.0
3.41	58.9	4.5	85	2.1	148	0.22	0.36	48	3.5
15.56	168.0	13.1	380	5.1	428	1.21	0.99	129	8.5

XI 「食事調査」の実例

解答編 演習 5-3

食事調査票

対象者（被験者）	氏名		性別： （男） 女	電話：
ID：	ふりがな		生年月日：1976年10月1日生	メール：
住所　〒				

調査者	氏名　令和成子	電話：
ID：20190612003	ふりがな　れいわせいこ	メール：

食制	料理区分		料理名	「食材」	食材の大きさ		食品と食品摂取量					備考（ページは資料5「料理写真集」）
	大分類	小分類			食事前の大きさ	残食の大きさ	「食品」	食品番号	食事前の重さ(A)	残食の重さ(B)	食品摂取量(=A−B)	
朝食	主食	パン類	チーズトースト	食パン	6枚切1枚	―	食パン	01026	60	0	60	p.14と同じ
				スライスチーズ	1枚	―	プロセスチーズ	13040	18	0	18	
	主菜	肉類	ウィンナーソーセージ	ウィンナーソーセージ	中3本	―	豚・ソーセージ・ウインナー	11186	60	0	60	
	副菜	野菜	スライストマト	トマト	6切れ	―	トマト―生	06182	165	0	165	
	牛乳・乳製品		牛乳	普通牛乳	マグカップ1杯	―	普通牛乳	13003	206	0	206	p.138　マグカップ③　目盛り4
昼食	主食・主菜・副菜	めん類	焼きそば	中華蒸し麺	2人前	―	蒸し中華めん	01049	320	0	320	
				豚肉（ロース）		―	ぶた・ロース・脂身つき―焼き	11124	65	0	65	p.37　2枚位　脂身あり
				キャベツ		―	キャベツ―ゆで	06062	60	0	60	p.25の2倍
				にんじん		―	にんじん・根,皮むき―ゆで	06215	20	0	20	p.25の2倍
				ピーマン		―	青ピーマン―生	06245	30	0	30	にんじんより少ない
				たまねぎ		―	たまねぎ―ゆで	06155	53	0	53	キャベツと同じくらい
				ソース		―	焼きそば粉末ソース	17144	20	0	20	
				植物油		―	調合油	14006	10	0	10	
	嗜好飲料	緑茶類	緑茶	せん茶	1杯	―	せん茶・浸出液	16037	125	0	125	p.140　タンブラー③　2と3の間
夕食	主食	米類	ご飯	めし（精白）	1膳	―	めし・精白米（水稲）	01088	230	0	230	p.4　めし⑤より少なめ
	副菜	野菜	みそ汁	豆腐（絹）		―	絹ごし豆腐	04033	60	0	60	p.107の2倍
				えのきたけ		―	えのきたけ―ゆで	08002	17	0	17	p.108の大根位
				長ねぎ	1杯	―	根深ねぎ・葉,軟白―生	06226	20	0	20	えのきより多い
				だし汁		―	かつおだし	17019	160	0	160	
				味噌		―	米みそ・淡色辛みそ	17045	10	0	10	
	主菜	肉類	ステーキ	牛もも肉	1枚	―	和牛・もも・皮下脂肪なし―焼き	11250	90	0	90	p.31の1.5倍の面積, 厚さは薄い
				塩		―	食塩	17012	0.8	0	0.8	
				こしょう		―	こしょう・混合, 粉	17065	0.03	0	0.03	
				植物油		―	調合油	14006	4	0	4	
	副菜	野菜	にんじんのグラッセ	にんじん（皮むき）	輪切り3枚	―	にんじん・根,皮むき―ゆで	06215	30	0	30	p.31と同じ
				塩		―	食塩	17012	0.2	0	0.2	
				こしょう		―	こしょう・混合, 粉	17065	0.01	0	0.01	
				バター		―	有塩バター	14017	2	0	2	
	副菜	野菜	じゃがいものソテー	じゃがいも	半月切り3枚	―	じゃがいも―蒸し	02018	30	0	30	
				塩		―	食塩	17012	0.2	0	0.2	
				こしょう		―	こしょう・混合, 粉	17065	0.01	0	0.01	

食制	料理区分		料理名	食材		—	食品名					備考
	副菜	野菜	しめじのソテー	バター		—	有塩バター	14017	2	0	2	
				しめじ		—	しめじ・ぶなしめじ一生	08016	40	0	40	p.92のしいたけの3倍位のかさ
				塩		—	食塩	17012	0.3	0	0.3	
				こしょう		—	こしょう・混合,粉	17065	0.01	0	0.01	
				バター		—	有塩バター	14017	3	0	3	
	アルコール類	ビール	ビール	ビール	1杯	—	ビール・淡色	16006	200	0	200	p.139 タンブラー②4の目盛りまで
間食	嗜好飲料	緑茶類	緑茶（ペットボトル）	せん茶	500mL	—	せん茶・浸出液	16037	500	0	500	商品名：綾鷹

食制：朝食，昼食，夕食，間食，夜食など。**料理区分（大分類）**：主食，副菜，主菜，牛乳・乳製品，果物と，これらに加えて，水，菓子類，嗜好飲料類（アルコール類を除く），アルコール類。**料理区分（小分類）**：資料4。「料理区分（小分類）」の定義は本マニュアル21ページを参照。

「**食材**」から「**食品**」にあてはめた根拠を「備考」欄に記入すること。「食材」の欄には，「食品」に変更前の「食材」名を書き残しておく。「**食材の目安摂取量**」（食事前と残食の目安摂取量の差）を推測した根拠（例えば，「実物大料理写真集」の3ページ，めし③と④の中間値，「スケール」の137ページ，マグカップ①など），食材の成分表との差異（生しか載っていない→焼き），「**食品摂取量**」の最終決定，置き換え，牛肉などの対応法なども「備考」に記す。

XI 「食事調査」の実例

栄養価計算結果 演習 5 - 3

	食品コード	食品名	重量 (g)	エネルギー kcal	水分 g	たんぱく質 g	脂質 g
朝食							
チーズトースト	01026	食パン・市販品	60	158	22.8	5.6	2.6
	13040	プロセスチーズ	18	61	8.1	4.1	4.7
ウインナーソーセージ	11186	ぶた・ソーセージ・ウインナー	60	193	31.8	7.9	17.1
トマト	06182	トマトー生	165	31	155.1	1.2	0.2
牛乳	13003	普通牛乳	206	138	180.0	6.8	7.8
		朝食合計	509	581	397.8	25.5	32.4
昼食							
焼きそば	01049	蒸し中華めん	320	634	172.8	17.0	5.4
	11124	ぶた・ロース・脂身つき（焼き）	65	213	31.9	17.4	14.8
	06062	キャベツーゆで	60	12	56.3	0.5	0.1
	06215	にんじん・根, 皮むきーゆで	20	7	18.0	0.1	0.0
	06245	青ピーマンー生	30	7	28.0	0.3	0.1
	06155	たまねぎーゆで	53	16	48.5	0.4	0.1
	17144	調味ソース類・焼きそば粉末ソース	20	56	0.0	1.1	0.1
	14006	調合油	10	92	0.0	0.0	10.0
緑茶	16037	せん茶・浸出液	125	3	124.3	0.3	0.0
		昼食合計	703	1040	479.8	37.0	30.5
夕食							
ご飯	01088	めし・精白米（水稲）	230	386	138.0	5.8	0.7
みそ汁	04033	絹ごし豆腐	60	34	53.6	2.9	1.8
	08002	えのきたけーゆで	17	4	15.1	0.5	0.0
	06226	根深ねぎ・葉, 軟白一生	20	7	17.9	0.3	0.0
	17045	米みそ・淡色辛みそ	10	19	4.5	1.3	0.6
	17019	かつおだし	160	3	159.0	0.6	0.0
ステーキ	11250	和牛・もも・皮下脂肪なし一焼き	90	300	44.6	24.9	20.4
	17012	食塩	0.8	0	0.0	0.0	0.0
	17065	こしょう・混合, 粉	0.03	0	0.0	0.0	0.0
	14006	調合油	4	37	0.0	0.0	4.0
にんじんのグラッセ	06215	にんじん・根, 皮むきーゆで	30	11	27.0	0.2	0.0
	14017	有塩バター	2	15	0.3	0.0	1.6
	17012	食塩	0.2	0	0.0	0.0	0.0
	17065	こしょう・混合, 粉	0.01	0	0.0	0.0	0.0
じゃがいものソテー	02018	じゃがいもー蒸し	30	25	23.4	0.5	0.0
	14017	有塩バター	2	15	0.3	0.0	1.6
	17065	こしょう・混合, 粉	0.01	0	0.0	0.0	0.0
	17012	食塩	0.2	0	0.0	0.0	0.0
しめじのソテー	08016	しめじ・ぶなしめじー生	40	7	36.3	1.1	0.2
	14017	有塩バター	3	22	0.5	0.0	2.4
	17065	こしょう・混合, 粉	0.01	0	0.0	0.0	0.0
	17012	食塩	0.3	0	0.0	0.0	0.0
ビール	16006	ビール・淡色	200	80	185.6	0.6	0.0
		夕食合計	899.56	965	706.2	38.7	33.5
間食							
お茶（ペットボトル）	16037	せん茶・浸出液	500	10	497.0	1.0	0.0
		間食合計	500	10	497.0	1.0	0.0
		1日合計	2611.56	2596	2080.9	102.2	96.5

124

栄養価計算結果 演習 5-3

飽和脂肪酸 g	炭水化物 g	食物繊維総量 g	カルシウム mg	鉄 mg	レチノール活性当量 μg	ビタミン B_1 mg	ビタミン B_2 mg	ビタミン C mg	食塩相当量 g
1.14	28.0	1.4	17	0.4	0	0.04	0.02	0	0.8
2.88	0.2	0.0	113	0.1	47	0.01	0.07	0	0.5
6.07	1.8	0.0	4	0.5	0	0.16	0.08	6	1.1
0.03	7.8	1.7	12	0.3	74	0.08	0.03	25	0.0
4.80	9.9	0.0	227	0.0	78	0.08	0.31	2	0.2
14.92	47.7	3.0	373	1.3	199	0.37	0.51	33	2.6
1.25	122.9	6.1	29	1.0	0	0.03	0.03	0	1.3
6.06	0.2	0.0	4	0.3	1	0.59	0.14	1	0.1
0.01	2.8	1.2	24	0.1	3	0.01	0.01	10	0.0
0.00	1.7	0.6	6	0.0	146	0.01	0.01	1	0.0
0.01	1.5	0.7	3	0.1	10	0.01	0.01	23	0.0
0.01	3.9	0.9	10	0.1	0	0.02	0.01	3	0.0
0.02	12.5	0.7	22	0.1	1	0.00	0.00	0	6.1
1.10	0.0	0.0	0	0.0	0	0.00	0.00	0	0.0
0.00	0.3	0.0	4	0.3	0	0.00	0.06	8	0.0
8.45	145.7	10.1	101	2.0	161	0.67	0.26	45	7.5
0.23	85.3	0.7	7	0.2	0	0.05	0.02	0	0.0
0.29	1.2	0.2	34	0.5	0	0.06	0.02	0	0.0
0.00	1.3	0.8	0	0.2	0	0.03	0.02	0	0.0
0.00	1.7	0.5	7	0.1	1	0.01	0.01	3	0.0
0.10	2.2	0.5	10	0.4	0	0.00	0.01	0	1.2
0.00	0.0	0.0	3	0.0	0	0.00	0.02	0	0.2
6.88	0.5	0.0	5	3.4	0	0.08	0.22	1	0.1
0.00	0.0	0.0	0	0.0	0	0.00	0.00	0	0.8
0.00	0.0	0.0	0	0.0	0	0.00	0.00	0	0.0
0.44	0.0	0.0	0	0.0	0	0.00	0.00	0	0.0
0.00	2.6	0.8	9	0.1	219	0.02	0.02	1	0.0
1.01	0.0	0.0	0	0.0	10	0.00	0.00	0	0.0
0.00	0.0	0.0	0	0.0	0	0.00	0.00	0	0.2
0.00	0.0	0.0	0	0.0	0	0.00	0.00	0	0.0
0.00	5.9	0.5	1	0.1	0	0.02	0.01	5	0.0
1.01	0.0	0.0	0	0.0	10	0.00	0.00	0	0.0
0.00	0.0	0.0	0	0.0	0	0.00	0.00	0	0.2
0.00	0.0	0.0	0	0.0	0	0.00	0.00	0	0.2
0.02	2.0	1.5	0	0.2	0	0.06	0.06	0	0.0
1.51	0.0	0.0	0	0.0	16	0.00	0.00	0	0.1
0.00	0.0	0.0	0	0.0	0	0.00	0.00	0	0.0
0.00	0.0	0.0	0	0.0	0	0.00	0.00	0	0.3
0.00	6.2	0.0	6	0.0	0	0.00	0.04	0	0.0
11.49	108.9	5.5	83	5.1	257	0.33	0.45	9	3.1
0.00	1.0	0.0	15	1.0	0	0.00	0.25	30	0.0
0.00	1.0	0.0	15	1.0	0	0.00	0.25	30	0.0
34.86	303.3	18.6	573	9.3	617	1.36	1.47	117	13.2

資料篇

資料1	食事調査実施に当たっての配布資料	128
資料2	食事調査問診票	134
資料3	食事調査票	136
資料4	食事調査のための実物大料理写真集 **料理写真集の料理と食品の重量（2019年改訂版）**	140
資料5	食事調査のための実物大料理写真集	別冊
資料6	「食品の重さ」推測のために 付表）目安量	153

資料1　食事調査実施に当たっての配布資料

　資料1では，私たち研究グループが実際にスマホ・携帯電話写真を用いた「24時間食事思い出し法」で食事調査を行った際，調査対象者に配布した2種類の資料と内容を示す。

- 資料1－①「スマホ・携帯電話写真を用いた『24時間食事思い出し法』」（A4サイズ1枚）
- 資料1－②「スマホ・携帯電話写真を用いた『24時間食事思い出し法』について」（A4サイズ1枚）

　調査の具体的内容や個人情報保護に関する記述内容などは，それぞれの研究者によって異なると思うので，実際に調査を行うときは本資料をアレンジして使用していただきたい。

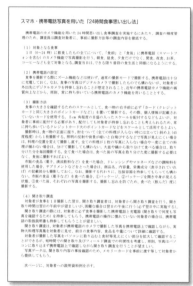

資料1－①

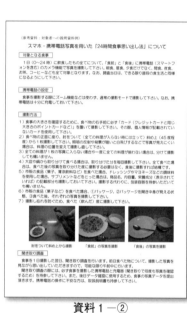

資料1－②

資料1－①「スマホ・携帯電話写真を用いた『24時間食事思い出し法』」の内容

　食事調査は，あなたの1日あたりの食事を評価するものです。主食，主菜，副菜[1]がバランス良く摂れているかどうか，エネルギー，たんぱく質，脂質，ビタミン，ミネラル等の栄養素が健康と生命の維持のため[2]に十分に摂取できているかどうか，そして，生活習慣病の予防[3]にとって適切かどうかを見るためです。したがいまして，食事調査終了後，できるだけ早いうちに，結果の説明，すなわち「栄養指導」をさせていただきます。

　私たちは，主食，主菜，副菜のバランスがとれている方の割合，栄養素が健康と生命の維持のために必要な量を充足している人々の割合，そして生活習慣病の予防にとって適切な摂取量である人々の割合を調べたいと考えています。その結

果に基づいて地域，施設や職場，学校における栄養・食生活の適切なあり方を示そうとしています。

　さらに，食事調査後，長い年月をかけて追跡調査をさせていただき，どのような食事を営んでいる人が，生活習慣病に罹患しやすいのか，死亡率が低いのか，健康寿命が長いのかなどを調査することにしています。みなさんが，健康で長寿をまっとうできる食事を示すことができると考えています。

　以上のような食事調査の目的をご理解くださいまして，食事調査に参加，協力してくださいますことをお願い申し上げます。

　個人情報の保護を遵守します。あなたのお名前，住所，年齢，食事調査の内容等の一切は，私たち研究者のみしかアクセスできないコンピュータに保管し，他に洩らすことはいたしません。このため，＿＿＿＿＿＿＿＿＿＿＿＿大学（研究所）の倫理審査委員会[4]の審査を受け，調査，研究の実施を承認してもらいました。どうかご安心くださいませ。

1）主食とは，ご飯，パン，ラーメン，そば，うどんなどのことです。主菜は，魚類，大豆料理，牛肉，豚肉，鶏肉，卵などで，副菜は野菜，きのこ，いも，海藻料理です。なお，「食事バランスガイド」では，これらに加えて，牛乳・乳製品と果物の五つをバランス良く摂取することが推奨されています。

2）栄養とは，人間が，生命・健康を維持するために，臓器・組織・細胞が正常な機能を営むために，エネルギーを産生するために，そして成長のために，食べ物を摂取し，これを利用し，排泄する過程であると定義されています。これらのために人が摂取しなければならないエネルギーや栄養素の最少量を必要量といいます。

3）生活習慣病（特にがん，心筋梗塞・狭心症，脳卒中）の罹患率や死亡率を増加させたり，低減させたりする食品とその摂取量が，次第に明らかになってきています。しかし，日本人のデータは欧米諸国に比べて少ないようです。

4）人を対象とした研究については，以下の指針を参考にして実施されます。
文部科学省，厚生労働省：人を対象とする医学系研究に関する倫理指針（平成26年12月22日制定。平成29年2月28日一部改定）
http://www.mhlw.go.jp/file/06-Seisakujouhou-10600000-Daijinkanboukouseikagakuka/0000153339.pdf
厚生労働省：研究に対する指針について
http://www.mhlw.go.jp/stf/seisakunitsuite/bunya/hokabunya/kenkyu jigyou/ikenkyu/index.html
文部科学省：ライフサイエンスにおける生命倫理に関する取組
http://www.lifescience.mext.go.jp/bioethics/seimei_rinri.html

資料 1 ─② 「スマホ・携帯電話写真を用いた『24時間食事思い出し法』について」の内容

1．食事調査（面接聞き取り調査）の実際

1．1日（24時間）に食べたり飲んだりされたものについて，食べる前あるいは飲む前と，食べた後あるいは飲んだ後の写真を全て撮影してください。

　　なお，実際に撮影していただく時間，何日の何時頃からその翌日の何時頃までの間に摂った飲食物の撮影につきましては，調査者の管理栄養士が説明させていただきます。

　　　調査当日の食事は，できる限り普段の食生活と同じようなものにしてください。普段よりも豪華に，逆に簡単で質素なものにしないでください。
撮影を忘れた飲食物を思い出した場合は，「食事調査（面接聞き取り調査）」の際，管理栄養士に申し出てください。

2．調理加工品，お惣菜，冷凍食品，缶・ビン詰，練り製品，コピー食品，インスタント食品（カップラーメンなど），レトルト食品などを食べられたり，嗜好飲料水（ペットボトルなど）を食べたり，飲んだりされたときは，包装紙，添付書類，ラベルそのもの（特に食材，その重さ，栄養素などが書かれている部分），あるいは，これらのコピーを持参してください。

3．日頃，摂取しておられる医薬品や健康食品・サプリメントなども，聞き取り調査日のときに，忘れずにご申告ください。もし，病院や診療所，薬局などでもらっている医薬品の説明書，あるいは医薬品や健康食品・サプリメントに添付されている説明書をお持ちの場合は，食事調査の日にご持参ください。あるいは，これらのコピーをご持参ください。

4．撮影していただいた翌日に管理栄養士による「食事調査」を受けてください。

5．後日，「食事調査」の結果報告と，それに基づいた「栄養指導」とをお受けください。

2．飲食物の写真撮影について

　朝食，昼食，夕食だけでなく，間食，夜食，お茶，コーヒー，アルコール類など全ての飲食物が対象となります。これらの「飲食前」と「飲食後」に写真撮影をしてください。

1．「食事調査（面接聞き取り調査）」が翌日の午前中に行われる場合：前日の朝食，朝食と昼食の間に摂った飲食物，昼食，昼食と夕食の間に摂った飲食物（3時の間食）など，夕食，夜食など，そして，食事調査日の朝食，朝食後から聞き取り調査までに摂った飲食物といった順序で写真を撮影してください。おかわりしたもの，食べ残したもの，飲み残したもの，食べ残し・飲み残しがない場合は空になった食器・コップなども撮影してください。

2．「食事調査」が翌日の午後に行われる場合：前日の昼食，昼食と夕食の間に摂った飲食物（3時の間食）など，夕食，夜食など，食事調査日の朝食，朝

食後から「食事調査」までに摂った飲食物，昼食後から聞き取り調査までに摂った飲食物の順で写真を撮影してください。おかわりしたもの，食べ残したもの，飲み残したもの，食べ残し・飲み残しがない場合は空になった食器・コップなども撮影してください。

3．撮影のスマートフォン・携帯電話のカメラについて

1．日常，お使いになっているスマートフォンまたは携帯電話のカメラで撮影してください。デジタルカメラで撮影してもかまいませんが，外出時に忘れることもあります（外食，喫茶店などで飲んだコーヒー，ケーキなどが撮影できませんので……）。したがいまして，原則としては，常に持ち歩いているスマートフォン・携帯電話のカメラで撮影してください。

なお，撮影に使用された携帯電話またはスマートフォンの機種をお教えください。

2．ズーム機能などを使わないで，通常の撮影モードで撮影してください。

3．なお，撮影時には，スマートフォン・携帯電話を十分に充電しておいてください。

4．撮影方法の実際

1．「食事調査（面接聞き取り調査）」のとき，食べたものや飲んだものの大きさ（体積）あるいは重さ（重量）を確認しますので，スケールとして，食べ物の右手前に必ず「カード」（「撮影スケール」）を置いてください（132ページの例1，例2：写真2，3）。「カード」としては，クレジットカードと同じ大きさのポイントカードなどをお使いください。

2．撮影時は，食べ物の正面に座り，肘をついて（全ての料理が入らないときには立って）斜め上（45度程度）から1枚撮影してください（例1，例2：写真1）。

3．照明の反射や背景が暗いと白飛びするなどで写真が見えにくい場合は，料理の位置を変えて撮影し直してください。

4．全ての料理が1枚の写真に入らない場合や一度に全ての料理が揃わない場合は，分けて撮影してもかまいません。

5．先ず，食べたり飲んだりする前の料理の全てを写真撮影してください（例1，例2：写真2）。

6．次に，食べたり飲んだりした後，空になった食器（お皿，お茶碗，コップなど。例1，例2：写真3）を，あるいは残したものがあれば，食べ残したものあるいは飲み残したものが入ったままの食器（お皿，お茶碗，コップなど。例2：写真4）を撮影してください

7．大皿や鍋から取り分けて食べる場合は，取り分けた分を毎回撮影してください。全て食べた場合は，食べた後の写真を取り分けた度に撮影する必要はありません。食後のみに撮影していただいて結構です。

8. 市販の食品（調理加工品，お惣菜，冷凍食品，缶・ビン詰，練り製品，コピー食品，カップラーメンなどのインスタント食品，レトルトパウチ食品などで，主として三次加工食品です。以下，これらを総称して，単に"調理加工食品"といいます）を食べた場合，ドレッシング，マヨネーズ，めんつゆ，だし類などの調味料を使用した場合，健康食品・サプリメントなどを摂った場合は，商品名，内容量，栄養成分（表示されていれば）の記載したものやコピーを持参してください。あるいは，包装容器や添付されている説明書（商品名，内容量，栄養成分が書いてある説明書あるいはパンフレット）をスマートフォン・携帯電話のカメラで撮影していただいてもかまいません。

   日常的にのんでおられる医薬品（家庭での常備薬も含みます）があれば，添付されている説明書，包装容器，調剤薬局でもらった説明書など，あるいは，これらのコピーをご持参ください。または，スマートフォン・携帯電話のカメラで撮影していただいてもかまいません。

9. パッケージに入った"調理加工食品"を食べた場合，①食べる前のパッケージ全体，②パッケージを開き中身が見える状態，③食べた後，それぞれの写真を撮影して下さい。

10. 撮影し忘れを防ぐため，食べた（飲んだ）度に撮影して下さい。

例1

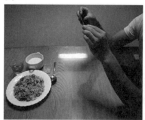
写真1
肘をついて斜め上から撮影

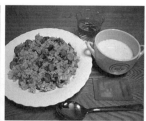
写真2
「食前」の写真を撮影

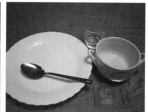
写真3
「食後」の写真を撮影

例2

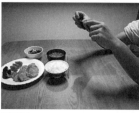
写真1
肘をついて斜め上から撮影

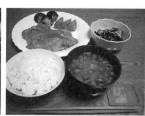
写真2
「食前」の写真を撮影

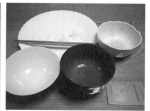
写真3
「食後」の写真を撮影

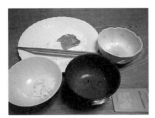

写真4
「食後」の写真を撮影
(食べ残した場合)

5．管理栄養士による「食事調査（面接聞き取り調査）」

1．食事を1日分撮影していただいた翌日，管理栄養士による「食事調査（面接聞き取り調査）」を行います。前日食べた物について，撮影していただいた写真を見ながら思い出していただきますので，可能な限り午前中に行います。
2．「食事調査」の際には，必ず食事を撮影したスマートフォンまたは携帯電話と充電器（「食事調査」では，何度も写真を確認するため）を持参して下さい。
3．また，「食事調査」が短時間内に終えられるように，あるいは，後日，データ確認に使用するため，食事の写真をノートパソコン，タブレット，パソコン，調査者のスマートフォンにコピーさせて頂きます。
4．スマートフォンまたは携帯電話の操作に不安な方は，取扱説明書も持参して下さい。

6．食事調査をお受けになる方がご高齢の場合

ご高齢の方や，スマートフォンあるいは携帯電話を用いての撮影が困難な方の場合，家族の方に写真撮影をしてもらってくださっても結構です。そして，その家族の方は翌日の「食事調査」に同席してください。

7．食事調査後の結果報告と「栄養指導」

「食事調査」が終わりますと，データ整理を行い，コンピュータで処理，解析を行います。そして，その解析結果に基づいて，あなたの，いわば食事診断を行います。健康で長寿を全うしていただけるように，そして生活習慣病の予防につながる栄養・食生活のあり方を，あなた自身に当てはめて説明させていただきます。必ず，この結果報告と「栄養指導」をお受け下さい。

結果報告と「栄養指導」の日時については，ご相談の上，決めさせていただきます。

資料2　食事調査問診票

（スマホ・携帯電話写真を用いた「24時間食事思い出し法」）

面接聞き取り調査日（食事調査日）：＿＿＿＿＿　年　＿＿＿　月　＿＿＿　日　（　＿＿＿　）

食事調査担当者（氏名）：＿＿＿＿＿＿＿＿＿＿＿＿＿＿＿＿＿＿＿

食事調査場所：＿＿＿＿＿＿＿＿＿＿＿＿＿＿＿＿＿＿＿＿

食事調査時間：＿＿＿　時　＿＿＿　分　～　＿＿＿　時　＿＿＿　分

ID 番号：＿＿＿＿＿＿＿＿＿＿＿＿＿＿＿＿

性別：　男性　・　女性

年齢：＿＿＿　歳（生年月日：＿＿＿＿＿　年　＿＿＿　月　＿＿＿　日）

身長：＿＿＿＿＿＿＿＿　cm

体重：＿＿＿＿＿＿＿＿　kg

腹囲：＿＿＿＿＿＿＿＿　cm（　実測値　・　自己申告値　）

【調査票記入の留意点】
食制：朝食，昼食，夕食，間食，夜食など。
料理区分（大分類）：主食，副菜，主菜，牛乳・乳製品，果物と，これらに加えて，水，菓子類，嗜好飲料
　　　　　　類（アルコール類を除く），アルコール類。
料理区分（小分類）：資料4。「料理区分（小分類）」の定義は本マニュアル21ページを参照。
「食材」から「食品」にあてはめた根拠を「備考」欄に記入すること。「食材」の欄には，「食品」に変更前
の「食材」名を書き残しておく。食材の大きさはメモとして記載する（記載しなくてもよい）。
「食品摂取量」（食事前と残食の重さと，その差）を推測した根拠を記入すること。

資料2

Q1. 医師から以下の病気といわれたことがありますか？

　　1-1. がん　　　　　　　　　　　　はい（　　　歳）（部位：　　　　　　　　　　　　　　　　　）・ いいえ

　　1-2. 心疾患　　　　　　　　　　　　はい（　　　歳）（部位：　　　　　　　　　　　　　　　　　）・ いいえ

　　1-3. 脳血管疾患　　　　　　　　　　はい（　　　歳）（部位：　　　　　　　　　　　　　　　　　）・ いいえ

Q2. 現在，以下の薬を飲んでいますか？

　　「はい」と答えた方は，医薬品名（商品名），1日当たりの服薬量をお書きください。
　　あるいは，添付されている書類や薬局でもらった説明書のコピーを調査担当者（調査者）にお渡し下さい。

　　2-1. 血圧を下げる薬　　　　　　　　はい（　　　　　歳頃から）・ いいえ

　　2-2. 血糖値を下げる薬　　　　　　　はい（　　　　　歳頃から）・ いいえ

　　2-3. コレステロールを下げる薬　　　はい（　　　　　歳頃から）・ いいえ

Q3. 現在，健康食品やサプリメントを摂っていますか？　　はい　・　いいえ

　　「はい」と答えた方は，会社名と商品名をお書きください。
　　あるいは，添付されている書類のコピーを調査担当者（調査者）にお渡し下さい。

　　会社名・商品名：＿＿＿＿＿＿＿＿＿＿＿＿＿＿＿＿＿＿＿＿＿＿＿＿＿＿＿＿＿＿＿＿

　　摂取回数：　　　回／1日　　　　摂取量　　　　　　　／1回当たり

Q4. 喫煙（タバコ）についておたずねします。

　　4-1. 吸っていない（吸ったことがない）

　　4-2. 以前，吸っていた　　→　　やめた年齢＿＿＿歳　過去＿＿＿＿＿＿年間で，1日 約＿＿＿＿＿＿本

　　4-3. 現在，吸っている　　→　　喫煙歴＿＿＿＿＿年間で，1日 約＿＿＿＿＿＿本

Q5. 飲酒（お酒）の頻度についておたずねします。

　　5-1. 飲まない（飲めない）

　　5-2. 以前，飲んでいた　　→　　やめた年齢＿＿＿歳　過去＿＿＿＿＿＿年間で，1日 約＿＿＿＿＿＿合

　　5-3. 現在，時々飲む

　　5-4. 現在，毎日飲む　　→　　何を＿＿＿＿＿＿＿＿＿＿　どのくらい＿＿＿＿＿＿＿＿＿＿杯程度

Q6. 普段の家庭における食事づくりへの関わり方についておたずねします。

　　6-1. ほとんどしない　　　　　　　　　6-2. 月に数回程度

　　6-3. 週に数回程度　　　　　　　　　　6-4. ほとんど毎日している

Q7. 食事の準備のために行う食料品の買い物への関わり方についておたずねします。

　　7-1. ほとんどしない　　　　　　　　　7-2. 月に数回程度

　　7-3. 週に数回程度　　　　　　　　　　7-4. ほとんど毎日している

Q8. 食事の味付け（好み）についておたずねします。

　　8-1. 薄い味付けが好き　　　　8-2. どちらともいえない　　　　8-3. 濃い味付けが好き

Q9. 外食の味付けについておたずねします。

　　9-1. 味付けが薄いと感じることが多い　　　　9-2. どちらともいえない

　　9-3. 味付けが濃いと感じることが多い

コーディング日：＿＿＿＿＿＿＿＿＿　年　　　　月　　　　日（　　　　）

135

資料3　食事調査票

食事調査票

喫食日時：＿＿＿月＿＿＿日（　）＿＿＿時＿＿＿分頃　　　　ID番号[　　　]

朝食用

料理区分		料理名	「食材」	食材の大きさ（メモ）		「食品」	食品と食品摂取量				備考
大分類	小分類			食事前の大きさ	残食の大きさ		食品番号	食事前の重さ(A)	残食の重さ(B)	食品摂取量（=A−B）	

資料3

食事調査票

昼食用

喫食日時: ＿＿＿月＿＿＿日（　　）＿＿＿時＿＿＿分頃　　　　ID番号[　　　]

料理名	料理区分		「食材」	食材の大きさ（メモ）		「食品」	食品と食品摂取量				備考
	大分類	小分類		食事前の大きさ	残食の大きさ		食品番号	食事前の重さ(A)	残食の重さ(B)	食品摂取量(=A−B)	

食事調査票

夕食用

喫食日時：　　　月　　　日（　　　）　　　時　　　分頃

ID番号[　　　]

料理区分		料理名	「食材」	食材の大きさ(メモ)		「食品」	食品番号	食事と食品摂取量			備考
大分類	小分類			食事前の大きさ	残食の大きさ			食事の重さ(A)	残食の重さ(B)	食品摂取量(=A−B)	

138

食事調査票

間食・夜食用

ID番号[　]

喫食日時： 　　月　　日（　　）　　時　　分頃

料理区分		料理名	「食材」	食材の大きさ（メモ）		「食品」	食品番号	食品と食品摂取量			備考
大分類	小分類			食事前の大きさ	残食の大きさ			食事前の重さ(A)	残食の重さ(B)	食品摂取量（=A－B）	

資料3

139

資料 4

食事調査のための実物大料理写真集
料理写真集の料理と食品の重量
（2019年改訂版）

資料4

主　食

小分類	料理名	頁	料理重量	料理の材料とその重量 [食品番号]食品名　重量(g)	備考
米類	めし　①	2	100	[01088]水稲めし・精白米・うるち米100g	
	めし　②	2	150	[01088]水稲めし・精白米・うるち米150g	
	めし　③	3	200	[01088]水稲めし・精白米・うるち米200g	
	めし　④	3	150	[01088]水稲めし・精白米・うるち米150g	
	めし　⑤ （どんぶり）	4	250	[01088]水稲めし・精白米・うるち米250g	
	めし　⑥ （どんぶり）	5	300	[01088]水稲めし・精白米・うるち米300g	
	めし　⑦（皿）	6	200	[01088]水稲めし・精白米・うるち米200g	
	めし　⑧（皿）	7	300	[01088]水稲めし・精白米・うるち米300g	
	おにぎり　①	8	100	[01111]おにぎり100g，[05018]ごま0.5g	
	おにぎり　②	8	150	[01111]おにぎり150g，[05018]ごま0.5g	
	おにぎり　③	8	200	[01111]おにぎり200g，[05018]ごま0.5g	
	おにぎり　④	9	30	[01111]おにぎり30g，[05018]ごま0.3g	
	おにぎり　⑤	9	50	[01111]おにぎり50g，[05018]ごま0.3g	
	焼きもち　①	9	48	[01117]もち50g	
	焼きもち　②	9	30	[01117]もち30g	
	にぎり寿司	10			
	にぎり寿司11貫とたまご焼き1個	10	300	[01088]めし200g，[17102]すし酢・にぎり用12g，[10256]みなみまぐろ・赤身(生)10g，[10411]ぶり・はまち・養殖・皮なし(刺身)10g，[10152]ますのすけ10g，[10319]あまえび(生)5g，[10345]するめいか(生)10g，[10016]あなご(蒸し)5g，[17007]こいくちしょうゆ0.5g，[03003]上白糖0.4g，[12018]たまご焼・厚焼きたまご30g，[10125]このしろ・甘酢漬5g，[10327]大正えび(生)10g，[10140]しろさけ・イクラ10g，[09004]あまのり・焼きのり0.2g，[10365]うに・生うに5g，[09004]あまのり・焼きのり0.2g，[10300]つぶ(生)5g	にぎり寿司一貫のすし飯：[01088]めし20g軍艦巻き1貫のすし飯：[01088]めし約10g[06105]しょうが・漬物・甘酢漬15g，[17007]こいくちしょうゆ5g
	助六寿司	11			
	いなり寿司 （2個）	11	100	[01088]めし60g，[17101]すし酢・ちらし・稲荷用4g，[04095]油揚げ・甘煮35g	[06105]しょうが・漬物・甘酢漬5g，[17007]こいくちしょうゆ5g
	かんぴょう巻 （4個）	11	60	[01088]めし55g，[17103]すし酢・巻き寿司・箱寿司用3g，[06364]かんぴょう甘煮3g，[09004]あまのり　焼きのり0.7g	
	太巻き （3個）	11	110	[01088]めし65g，[17103]すし酢・巻き寿司・箱寿司用4g，[12018]たまご焼・厚焼きたまご20g，[06065]きゅうり3g，[06364]かんぴょう甘煮6g，[08053]乾しいたけ・甘煮6g，[10210]でんぶ3g，[09004]あまのり　焼きのり1.5g	

141

小分類	料理名	頁	料理重量	料理の材料とその重量 [食品番号]食品名　重量(g)	備考
米類	カレーライス	12	470	[01088]めし200g, [11252]乳用肥育牛肉・ばら・脂身つき(焼き)40g, [17012]食塩0.5g, [14017]有塩バター5g, [06155]たまねぎ(ゆで)50g, [02019]じゃがいも(水煮)50g, [06215]にんじん(ゆで)10g, [17051]カレールウ20g	
	チャーハン	13	300	[01088]めし240g, [11195]焼き豚25g, [12005]鶏卵(ゆで)40g, [08014]乾しいたけ(ゆで)15g, [06350]根深ねぎ(ゆで)10g, [06150]たけのこ(ゆで)15g, [06026]グリーンピース(水煮)5g, [14006]調合油18g, [17007]こいくちしょうゆ6g, [17012]食塩2g	
パン類	トースト	14	60	[01026]食パン60g	
	クロワッサン	15	50	[01035]クロワッサン50g	
	クロワッサン(ミニ)	15	20	[01035]クロワッサン20g	
	フランスパン(2切れ)	16	60	[01031]フランスパン60g	
	ロールパン(2個)	17	60	[01034]ロールパン60g	
	デニッシュパン	18	90	[15076]デニッシュペストリー90g	
	サンドウィッチ	19	140	[01026]食パン45g, [14017]有塩バター10g, [17059]マスタード1g, [11176]ロースハム10g, [06312]レタス3g, [06182]トマト30g, [12005]ゆで卵15g, [06065]きゅうり15g, [17043]マヨネーズ(卵黄型)12g, [06239]パセリ5g	
めん類	かけうどん	20	510	[01039]うどん(ゆで)220g, [06226]根深ねぎ(生)10g, [17029]めんつゆ(ストレート)200g	
	ざるそば	21	220	[01128]そば(ゆで)220g, [09004]あまのり・焼きのり0.05g	
	ミートソース(スパゲッティ)	22	360	[01064]スパゲッティ(ゆで)210g, [14017]有塩バター5g, [17012]食塩1.5g, [11280]豚ひき肉(焼き)15g, [11272]牛ひき肉(焼き)15g, [06155]たまねぎ(ゆで)30g, [06223]にんにく(生)3g, [14001]オリーブ油10g, [06184]トマト水煮缶90g, [06239]パセリ1g, [13038]パルメザンチーズ5g	

資料4

小分類	料理名	頁	料理重量	料理の材料とその重量 [食品番号]食品名　重量(g)	備考
め ん 類	ラーメン	23	520	[01048]中華めん(ゆで)230g, [11195]焼き豚20g, [06152]たけのこ・めんま・塩蔵(塩抜き)15g, [17007]こいくちしょうゆ2g, [03003]上白糖2g, [06268]ほうれんそう(ゆで)20g, [06226]根深ねぎ5g, [17007]こいくちしょうゆ15g, [17142]ラーメンスープ・濃縮・しょうゆ味35g	
	冷やし中華 たれ	24	350 50	[01048]中華めん(ゆで)230g, [11176]ロースハム20g, [12005]鶏卵(ゆで)25g, [17012]食塩0.1g, [14006]調合油1g, [06290]もやし(ゆで)40g, [06065]きゅうり30g, [06183]ミニトマト10g	[17108]冷やし中華たれ50g
	焼きそば	25	285	[01049]蒸し中華めん180g, [11124]ぶた・大型種肉・ロース・脂身つき(焼き)20g, [06062]キャベツ(ゆで)30g, [06215]にんじん・皮むき(ゆで)20g, [14006]調合油5g, [17144]焼きそば粉末ソース10g, [06104]しょうが・酢漬5g, [09002]あおのり0.1g	
穀 物 食 品 　 そ の 他	コーンフレーク	26	90	[01137]コーンフレーク40g, [13003]普通牛乳50g	
	ホットケーキ	27	280	[01024]ホットケーキミックス160g, [12005]鶏卵(ゆで)60g, [13003]普通牛乳100g, [14017]有塩バター10g	

143

主　菜

小分類	料理名	頁	料理重量	料理の材料とその重量 [食品番号]食品名　重量(g)	備考
肉類	サーロインステーキ	30	140	[11071]輸入牛肉・サーロイン・脂身つき(生)200g, [14006]調合油7g, [17012]食塩1.2g, [17065]こしょう・混合, 粉0.05g	[06215]にんじん(ゆで)30g, [02020]フライドポテト30g, [06239]パセリ3g, [07156]レモン・果汁(生)4.8g, (皮付き)1/8切16g パセリバター：[14017]有塩バター5g, [07156]レモン・果汁(生)1g, [06239]パセリ・葉(生)1g
	ヒレステーキ	31	75	[11253]乳用肥育牛肉　ヒレ・赤肉(焼き)70g, [14006]調合油5g, [17012]食塩0.8g, [17065]こしょう・混合, 粉0.03g	[06215]にんじん(ゆで)30g, [06239]パセリ3g
	サイコロステーキ	32	85	[11252]乳用肥育牛肉　ばら・脂身つき(焼き)80g, [14006]調合油5g, [17012]食塩0.8g, [17065]こしょう・混合, 粉0.05g	[06215]にんじん(ゆで)30g, [06239]パセリ3g, [07156]レモン・果汁(生)4.8g
	焼き肉	33	105	[11060]輸入牛肉・かた・脂身つき(生)150g	
	ローストビーフ	34	70	[11104]うし・ローストビーフ70g	[06270]ホースラディッシュ3g
	ハンバーグ(小)	35	40	[11272]うし・ひき肉(焼き)20g, [06155]たまねぎ・りん茎(ゆで)10g, [01077]パン粉(生)2g, [13003]普通牛乳4g, [12005]鶏卵・全卵(ゆで)2g, [17012]食塩0.2g, [17065]こしょう・混合, 粉0.01g, [17074]ナツメグ・粉0.01g, [14006]調合油2g	
	ハンバーグ(大)	35	125	[11272]うし・ひき肉(焼き)55g, [06155]たまねぎ・りん茎(ゆで)30g, [01077]パン粉(生)5g, [13003]普通牛乳10g, [12005]鶏卵・全卵(ゆで)8g, [17012]食塩1g, [17065]こしょう・混合, 粉0.02g, [17074]ナツメグ・粉0.02g, [14006]調合油7g	
	チンジャオロース	36	100	[11075]輸入牛肉・もも・脂身つき(生)50g, [06245]青ピーマン(生)50g, [06150]たけのこ・若茎(ゆで)20g, [16001]清酒・普通酒1g, [17007]こいくちしょうゆ3g, [02034]じゃがいもでん粉1g, [14006]調合油6g, [17012]食塩0.5g, [17007]こいくちしょうゆ4g, [03003]上白糖3g	
	豚肉のしょうが焼き	37	100	[11124]ぶた・ロース・脂身つき(焼き)65g, [06103]しょうが・根茎(生)5g, [17007]こいくちしょうゆ5g, [16001]清酒・普通酒1g, [14006]調合油2g	[06312]レタス30g

資料4

小分類	料理名	頁	料理重量	料理の材料とその重量 [食品番号]食品名　重量(g)	備考
肉類	ぎょうざ	38	120	[11280]ぶた・ひき肉(焼き)25g，[06062]キャベツ(ゆで)30g，[06350]根深ねぎ・葉，軟白(ゆで)3g，[17012]食塩0.3g，[17007]こいくちしょうゆ2g，[03003]上白糖1g，[02034]じゃがいもでん粉7g，[06103]しょうが・根茎(生)0.7g，[14002]ごま油0.7g，[01074]ぎょうざの皮36g	1つ20g　6つ分，[17007]こいくちしょうゆ6g
	とんかつ	39	120	[11276]ロース脂身つきとんかつ120g	[06061]キャベツ(生)50g，[06183]ミニトマト20g
	しゅうまい	40	75	[11280]ぶた・ひき肉(焼き)24g，[08014]乾しいたけ(ゆで)5g，[06350]根深ねぎ・葉，軟白(ゆで)1g，[06103]しょうが・根茎(生)1g，[17012]食塩0.5g，[03003]上白糖1.5g，[02034]じゃがいもでん粉4g，[14002]ごま油0.5g，[01075]しゅうまいの皮15g，[06024]グリーンピース(ゆで)2g	1つ15g　5つ分，[06239]パセリ2g
	チキンソテー	41	115	[11222]若鶏・もも，皮つき(焼き)100g，[17012]食塩2g，[17065]こしょう・混合，粉0.06g，[14006]調合油9g	[06264]ブロッコリー(ゆで)30g，[06215]にんじん(ゆで)30g
	焼き鳥 ねぎま	42	30	[11222]若鶏・もも，皮つき(焼き)20g，[06350]根深ねぎ・葉，軟白(ゆで)10g，[17112]焼き鳥のたれ7g	
	つくね	42	40	[11291]鶏・ひき肉(焼き)30g，[17112]焼き鳥のたれ10g	[11293]鶏・つくね(市販品)
	鶏皮	42	40	[11235]鶏・皮・もも(生)60g，[17112]焼き鳥のたれ15g	
	鶏もも	42	30	[11222]若鶏・もも，皮つき(焼き)30g，[17112]焼き鳥のたれ7g	
	鶏レバー	42	30	[11232]鶏・肝臓(生)40g，[17112]焼き鳥のたれ10g	
	から揚げ	43	80	[11289]若鶏・もも・皮つき-から揚げ80g	[06239]パセリ・葉(生)2g
魚類	刺身盛り合わせ	44		[10259]めばちまぐろ25g，[10411]はまち・養殖・皮なし(刺身)25g，[10087]かつお・秋獲り(生)20g，[10418]するめいか・胴・皮なし(刺身)15g，[10163]さば・しめさば20g	[06134]だいこん・根，皮むき(生)90g，[06214]にんじん・根，皮むき(生)3g，[06095]しそ・葉(生)2g，[17081]わさび・練り2g
	かれいの煮付け	45	109	[10105]子持ちがれい(水煮)90g，[17007]こいくちしょうゆ8g，[16001]清酒3g，[03003]上白糖2g，[06103]しょうが・根茎(生)1g	廃棄率15%

145

小分類	料理名	頁	料理重量	料理の材料とその重量 [食品番号]食品名　重量(g)	備考
魚類	焼き魚　あじ	46	115	[10005]まあじ(焼き)75g, [17012]食塩1g	廃棄率35%, [07156]レモン・果汁(生)4.8g, (皮付き)1/8切16g
	焼き魚　あじの干物	47	60	[10007]まあじ・開き干し(焼き)40g,	廃棄率30%, [07156]レモン・果汁(生)4.8g, (皮付き)1/8切16g
	焼き魚　いわし	48	90	[10049]まいわし(焼き)60g, [17012]食塩0.8g	廃棄率35%, [07156]レモン・果汁(生)4.8g, (皮付き)1/8切16g
	焼き魚　塩さば	49	75	[10161]塩さば80g	[07156]レモン・果汁(生)4.8g, (皮付き)1/8切16g
	焼き魚　さんま	50	185	[10174]さんま(焼き)130g, [17012]食塩1.5g	廃棄率35%, [07156]レモン・果汁(生)4.8g, (皮付き)1/8切16g, [06367]だいこん・皮むき・生・おろし10g
	焼き魚　鮭	51	61	[10136]しろさけ(焼き)60g, [17012]食塩0.8g	
	焼き魚　ししゃも	52	30	[10181]ししゃも・生干し(焼き)30g	1尾10g
	ぶりの照り焼き	53	105	[10242]ぶり・成魚(焼き)80g, [17007]こいくちしょうゆ8g, [16025]本みりん8g	
	うなぎかば焼	54	80	[10070]うなぎ・かば焼80g	左50g, 右30g
	あさりの酒蒸し	55	100	[10281]あさり(生)25g, [16001]清酒10g	22個, 殻つき100g
	あじフライ	56	93	[10390]まあじ・皮つき・フライ90g	[06061]キャベツ(生)20g, [06183]ミニトマト20g(1個10g)×2
	海老フライ	57	33	[10329]ブラックタイガー・養殖(生)25g, [17012]食塩0.2g, [17065]こしょう0.02g, [01015]薄力粉1g, [12005]鶏卵(ゆで)1g, [01079]パン粉1g, [14006]調合油3g	左18g, 右15g, [06239]パセリ2g
	カキフライ	58	120	[10430]かき・養殖・フライ120g	[07156]レモン・果汁(生)4.8g, (皮付き)1/8切16g, [06239]パセリ2g
いも類	ポテトコロッケ[*1]	59	150	[02018]じゃがいも(蒸し)100g, [11280]ぶた・ひき肉(焼き)20g, [06155]たまねぎ(ゆで)20g, [14006]調合油2g, [17012]食塩0.5g, [17065]こしょう0.01g, [01015]薄力粉8g, [12005]鶏卵(ゆで)10g, [01079]パン粉10g, [14006]調合油15g	[17002]ウスターソース・中濃ソース5g, [06061]キャベツ(生)30g, [06183]ミニトマト(生)30g
魚類	天ぷら　海老	60	36	[10416]バナメイエビ養殖・天ぷら36g	左16g, 右19g
	天ぷら　きす	60	30	[10400]きす・天ぷら30g	左20g, 右12g

146

資料4

小分類	料理名	頁	料理重量	料理の材料とその重量 [食品番号]食品名　重量(g)	備考
魚類	天ぷら盛り合わせ かぼちゃの天ぷら	61 61	15	[06049]西洋かぼちゃ(ゆで)20g，[01015]薄力粉1g，[12005]鶏卵(ゆで)1g，[14006]調合油2g	[06367]だいこん・皮むき・生・おろし10g，[06365]しょうが・根茎・皮むき・生・おろし2g
	にんじんの天ぷら	61	14	[06215]にんじん・皮むき(ゆで)10g，[01015]薄力粉0.5g，[12005]鶏卵(ゆで)0.5g，[14006]調合油1g	
	いんげんの天ぷら	61	12	[06011]さやいんげん(ゆで)10g，[01015]薄力粉0.5g，[12005]鶏卵(ゆで)0.5g，[14006]調合油1g	
	さつま芋の天ぷら	61	25	[02047]さつまいも塊根，皮つき・天ぷら25g	
	しいたけの天ぷら	61	15	[08040]生しいたけ・菌床栽培(ゆで)20g，[01015]薄力粉1g，[12005]鶏卵(ゆで)1g，[14006]調合油2g	
	きすの天ぷら	61	15	[10400]きす・天ぷら15g	
	海老の天ぷら	61	18	[10416]バナメイエビ養殖・天ぷら18g	
	かき揚げ	62	63	[06275]切りみつば(ゆで)10g，[06155]たまねぎ(ゆで)20g，[10325]さくらえび(素干し)5g，[01015]薄力粉3g，[12005]鶏卵(ゆで)5g，[14006]調合油6g	
	さつま揚げ	63	60	[10386]さつま揚げ60g	[06365]しょうが・根茎・皮むき・生・おろし3g，[17007]こいくちしょうゆ5g

(＊1)食事バランスガイドでは，「コロッケ」は副菜として分類されているが，本マニュアルでは写真撮影時に，キャベツ及びミニトマトと併せて撮影していることから主菜と分類した。

副　菜

小分類	料理名	頁	料理重量	料理の材料とその重量 [食品番号]食品名　重量(g)	備考
野菜	かぶのサラダ	66	70	[06038]かぶ・根，皮むき(生)90g，[17012]食塩0.7g，[06312]レタス(生)12g，[17039]和風ドレッシングタイプ調味料7g	
	きゅうりの酢の物	67	45	[06065]きゅうり(生)40g，[17012]食塩0.4g，[09045]湯通し塩蔵わかめ-塩抜き6g，[06103]しょうが(生)1g，[17015]穀物酢1.2g，[17007]こいくちしょうゆ0.7g，[03003]上白糖0.6g，[17019]かつおだし1.2g	
	野菜サラダ	68	75	[06061]キャベツ(生)20g，[06065]きゅうり(生)15g，[06183]ミニトマト20g，[10263]まぐろ缶詰・ライト20g	
	即席漬け	69	50	[06061]キャベツ(生)30g，[06214]にんじん・皮むき(生)10g，[06065]きゅうり(生)15g，[17012]食塩0.6g，[17015]穀物酢2g	
	しらすおろし	70	100	[06367]だいこん・皮むき・生・おろし92g，[10055]しらす干し(微乾燥品)5g，[17007]こいくちしょうゆ3g	
	大根サラダ	71	70	[06134]だいこん・皮むき(生)50g，[06065]きゅうり(生)10g，[11176]ぶた・ロースハム6g，[17012]食塩0.4g，[17039]和風ドレッシングタイプ調味料6g	
	枝豆(さやつき)	72	100	[06016]えだまめ(ゆで)50g	廃棄率50%
	れんこんの梅肉和え	73	65	[06318]れんこん(ゆで)60g，[07024]梅びしお1.5g，[17007]こいくちしょうゆ1g，[03003]上白糖2g，[16001]清酒0.5g	
	切り干し大根の煮物	74	75	[06334]切り干しだいこん(ゆで)30g，[06215]にんじん(ゆで)10g，[08014]乾しいたけ(ゆで)5g，[04086]油揚げ油抜き(ゆで)101g，[17007]こいくちしょうゆ7g，[03003]上白糖5g，[16001]清酒7g，[14006]調合油2g，[17019]かつおだし43g	
	大根の煮物	75	95	[06135]だいこん・根・皮むき(ゆで)85g，[17019]かつおだし150g，[17007]こいくちしょうゆ5g，[03003]上白糖3g，[16025]本みりん6g	出来上がり：だいこん89g，汁6g
	茄子の煮物	76	85	[06192]なす(ゆで)80g，[17007]こいくちしょうゆ5g，[03003]上白糖2g，[14006]調合油3g	
	焼き茄子	77	70	[06192]なす(ゆで)90g，[17007]こいくちしょうゆ2g，[17019]かつおだし2g，[06365]しょうが・根茎・皮むき・生・おろし2g	出来上がり：なす64g，だし割しょうゆ4g，しょうが2g

148

資料4

小分類	料理名	頁	料理重量	料理の材料とその重量 [食品番号]食品名　重量(g)	備考
野菜	茄子の味噌炒め	78	100	[06192]なす(ゆで)80g，[06245]青ピーマン(生)20g，[17045]淡色辛みそ8g，[03003]上白糖3g，[16001]清酒3g，[14006]調合油13g	
	筑前煮	79	100	[11223]若鶏・もも，皮つき(ゆで)20g，[16001]清酒1g，[08014]乾しいたけ(ゆで)10g，[06215]にんじん・皮むき(ゆで)10g，[06150]たけのこ・若茎(ゆで)15g，[06085]ごぼう(ゆで)10g，[06318]れんこん・根茎(ゆで)15g，[06021]さやえんどう(ゆで)3g，[02004]板こんにゃく15g，[14002]ごま油1.3g，[17019]かつおだし30g，[03003]上白糖2g，[16025]本みりん2.5g，[16001]清酒5g，[17007]こいくちしょうゆ5g	
	きんぴらごぼう	80	35	[06085]ごぼう(ゆで)35g，[14006]調合油2g，[03003]上白糖2.5g，[17007]こいくちしょうゆ7g，水5g，[06172]とうがらし(乾)0.2g	
	肉野菜炒め^(＊2)	81	95	[06062]キャベツ(ゆで)45g，[06215]にんじん・皮むき(ゆで)15g，[06021]さやえんどう・若ざや(ゆで)3g，[06245]青ピーマン(生)15g，[11130]ぶた・もも，脂身つき(生)20g，[14006]調合油4g，[17012]食塩1g，[17063]こしょう(黒)0.01g	
	トマトサラダ	82	80	[06182]トマト(生)70g，[06154]たまねぎ・りん茎(水さらし)5g，[06239]パセリ0.1g，[17040]フレンチドレッシング6g	
	グリーンアスパラガスのサラダ	83	35	[06008]アスパラガス(ゆで)35g，[17043]マヨネーズ(卵黄型)6g	
	オクラのサラダ	84	35	[06033]オクラ(ゆで)35g，[10092]かつお・削り節0.5g，[17007]こいくちしょうゆ5g	
	ほうれん草のおひたし	85	60	[06268]ほうれんそう(ゆで)50g，[17007]こいくちしょうゆ4g，[17019]かつおだし5g，[10092]かつお・削り節0.3g	
	いんげんのごま和え	86	62	[06011]さやいんげん(ゆで)50g，[05018]ごま(いり)5g，[17007]こいくちしょうゆ5g，[03003]上白糖2g	
	かぼちゃの含め煮	87	100	[06049]西洋かぼちゃ(ゆで)100g，[17019]かつおだし70g，[16025]本みりん9g，[17007]こいくちしょうゆ2g，[03003]上白糖1g	
海藻類	もずく酢	88	47	[09038]もずく・塩蔵(塩抜き)40g，[17015]穀物酢2.5g，[17007]こいくちしょうゆ3g，[03003]上白糖1g，[06103]しょうが・根茎(生)0.5g	

149

小分類	料理名	頁	料理重量	料理の材料とその重量 [食品番号]食品名　重量(g)	備考
海藻類	ひじき煮	89	70	[09051]ひじき・ステンレス釜(ゆで)40g, [06215]にんじん・皮むき(ゆで)5g, [04086]油揚げ・油抜き(ゆで)5g, [14006]調合油2g, [17019]かつおだし50g, [03003]上白糖3g, [17007]こいくちしょうゆ5g	
	昆布の佃煮	90	5	[09023]こんぶ・つくだ煮5g	
きのこ類	えのきだけのソテー	91	20	[08037]えのきたけ(油いため)20g, [17012]食塩0.1g, [17065]こしょう(混合)0.01g	
	エリンギのソテー	91	20	[08050]ひらたけ・エリンギ(油いため)20g, [17012]食塩0.1g, [17065]こしょう(混合)0.01g	
	しいたけのソテー	92	22	[08041]生しいたけ・菌床栽培(油いため)20g, [17012]食塩0.1g, [17065]こしょう(混合)0.01g	
	舞茸のソテー	92	20	[08051]まいたけ(油いため)20g, [17012]食塩0.1g, [17065]こしょう(混合)0.01g	
いも類	とろろ	93	80	[02022]いちょういも(生)65g, [17019]かつおだし13g, [17012]食塩0.3g, [17007]こいくちしょうゆ2g, [09002]あおのり・素干し0.1g	
	長芋の三杯酢	94	65	[02023]ながいも(生)50g, [03003]上白糖1g, [17007]こいくちしょうゆ2.5g, [17015]穀物酢9g, [17019]かつおだし2.5g, [09002]あおのり・素干し0.1g	
	ポテトサラダ	95	100	[02019]じゃがいも(水煮)60g, [17012]食塩0.2g, [17015]穀物酢2.5g, [06154]たまねぎ(水さらし)5g, [06215]にんじん・皮むき(ゆで)10g, [06065]きゅうり(生)10g, [11176]ぶた・ハム・ロース2g, [17040]フレンチドレッシング7g, [17043]マヨネーズ・卵黄型7g, [06239]パセリ・葉(生)0.1g	
	粉ふき芋	96	75	[02019]じゃがいも(水煮)75g, [06239]パセリ・葉(生)0.3g, [17012]食塩0.6g	
	肉じゃが	97	100	[02019]じゃがいも(水煮)45g, [11277]ぶた・ばら・脂身つき(焼き)20g, [06215]にんじん・皮むき(ゆで)15g, [06155]たまねぎ(ゆで)15g, [02005]こんにゃく・しらたき15g, [06025]グリーンピース(冷凍)2g, [14006]調合油1.5g, [03003]上白糖1.5g, [16001]清酒4g, [16025]本みりん4g, [17007]こいくちしょうゆ4g, [17019]かつおだし25g	

資料4

小分類	料理名	頁	料理重量	料理の材料とその重量 [食品番号]食品名　重量(g)	備考
いも類	里芋の含め煮	98	80	[02011]さといも(水煮)80g, [17019]かつおだし70g, [03003]上白糖5g, [16025]本みりん6g, [17012]食塩0.6g, [17007]こいくちしょうゆ5g	
	蒸かし芋	99	105	[02046]さつまいも・皮つき(蒸し)100g	
	さつま芋の甘煮	100	90	[02046]さつまいも・皮つき(蒸し)75g, [03003]上白糖9g, [16025]みりん18g, [17012]食塩0.5g, [17019]かつおだし50g	
	こんにゃくの含め煮	101	90	[02003]板こんにゃく100g, [14006]調合油2g, [03003]上白糖1g, [17007]こいくちしょうゆ5g, [17019]かつおだし15g	
	フライドポテト	102	55	[02020]フライドポテト55g, [17012]食塩0.4g	
野菜	春雨サラダ	103	75	[02061]春雨・緑豆はるさめ(ゆで)35g, [06065]きゅうり(生)10g, [06214]にんじん(生)5g, [08007]きくらげ(ゆで)5g, [11176]ぶた・ハム・ロース10g, [17007]こいくちしょうゆ3.6g, [17015]穀物酢5g, [03003]上白糖0.5g, [17006]ラー油1g, [14002]ごま油0.5g, [17012]食塩0.1g	
	マカロニサラダ	104	80	[01064]マカロニ(ゆで)35g, [06154]たまねぎ(水さらし)5g, [06215]にんじん・皮むき(ゆで)10g, [06065]きゅうり(生)15g, [11176]ぶた・ハム・ロース10g, [17043]マヨネーズ・卵黄型8g, [17012]食塩0.1g	
いも類	大学芋	105	63	[02046]さつまいも・皮つき(蒸し)80g, [14006]調合油8g, [03003]上白糖6g, [05018]ごま・いり0.5g, [17007]こいくちしょうゆ3g	
野菜	豚汁	106	270	[11277]ぶた・ばら・脂身つき(焼き)30g, [02011]さといも(水煮)30g, [06135]だいこん・皮むき(ゆで)20g, [06215]にんじん・皮むき(ゆで)10g, [06085]ごぼう・皮むき(ゆで)10g, [06226]根深ねぎ(生)10g, [17045]淡色辛みそ15g, 水180g	
魚類	みそ汁(あさり)	107	5	[10281]あさり(生)6g	5個
大豆製品	みそ汁(絹ごし豆腐)	107	30	[04033]絹ごし豆腐30g	
	みそ汁(油揚げ)	108	10	[04086]油揚げ(ゆで)10g	
野菜	みそ汁(だいこん)	108	20	[06135]だいこん・皮むき(ゆで)20g	
	みそ汁(ほうれんそう)	109	10	[06268]ほうれんそう(ゆで)10g	
きのこ類	みそ汁(なめこ)	109	20	[08021]なめこ(ゆで)20g	
海藻類	みそ汁(わかめ)	110	10	[09045]わかめ・塩蔵・塩抜き10g	

（＊2）食事バランスガイドでは「キャベツの炒め物」を副菜として分類しており，本マニュアルでは写真撮影時に「肉野菜炒め」として撮影したが，主菜の基準を満たしていないことから，副菜と分類した。

乳・乳製品

小分類	料理名	頁	料理重量	料理の材料とその重量 [食品番号]食品名　重量(g)	備考
乳類	牛乳	112	150	[13003]普通牛乳150g	
	ヨーグルト	112	100	[13025]ヨーグルト・全脂無糖100g	
	チーズ	113	50	[13040]プロセスチーズ50g	左20g，右30g

果　物

小分類	料理名	頁	料理重量	料理の材料とその重量[食品番号] 食品名　重量(g)	備考
果実類	いちご	116	100	[07012]いちご(生)100g	
	キウイフルーツ	117	100	[07054]キウイフルーツ(生)100g	1個
	グレープフルーツ	118	200	[07062]グレープフルーツ・砂じょう(生)140g	1/2個皮付き200g
	みかん	119	120	[07027]温州みかん・じょうのう・普通(生)45g	小1個60g，皮むき後45g
	バナナ	120	140	[07107]バナナ(生)80g	
	メロン	121	175	[07134]メロン・温室メロン(生)100g	1/8切皮付き175g，皮むき後100g
	ぶどう　巨峰	122	120	[07116]ぶどう(生)100g	10粒皮付き120g
	ぶどう　デラウェア	123	100	[07116]ぶどう(生)85g	1房100g
	スイカ	124	150	[07077]すいか(生)90g	1切皮・種付き150g
	りんご	125	100	[07148]りんご(生)100g	1/2個3切
	パインアップル缶詰	126	37	[07102]パインアップル・缶詰40g	
	みかん缶詰	127	60	[07035]温州みかん・缶詰・果肉60g	
	桃缶詰	128	40	[07138]もも・缶詰・果肉40g	

菓　子

小分類	料理名	頁	料理重量	料理の材料とその重量 [食品番号]食品名　重量(g)	備考
菓子類	柿の種	130	45	[15059]米菓・あられ30g，[05036]バターピーナッツ15g	
	せんべい	131	18	[15058]米菓・甘辛せんべい20g	
	ポテトチップス	132	30	[15103]ポテトチップス30g	小1/2袋
	ショートケーキ	133	115	[15075]ショートケーキ100g，[07012]いちご(生)15g	

スケール
カプチーノカップ，コーヒーカップ，マグカップ，タンブラーは，全て目盛り　50mL

資料6　「食品の重さ」推測のために

　「食事調査」の際に，料理，食材あるいは食品の「食事前の重さ」と「残食の重さ」を推測することは非常に重要である。その基本となる一つの料理，食材あるいは食品の，平均的な重さを，この資料にまとめてある。資料4，資料5「料理写真集」とともに，この資料6を活用してほしい。

　「正味」とあるのは廃棄部分を除いた可食部のことである。

　資料5「料理写真集」の後半（135〜142ページ）に示してあるコーヒーカップ，タンブラーなどのスケールは

　　　　1目盛＝50mL

である。例えば，140ページのタンブラー④では，1の目盛まで水，嗜好飲料類あるいはアルコール類が入っていると50mLである。2まで入っていると100mL，3であると150mL，4であると200mLである。ラインとラインの間であるように思われるとき，原則としては，1，2，3，4のいずれか近い方のラインにする。あるいは25mL単位に丸めてもよい。飲んだ後に残した容量（mL）も同じように取り扱う。

　計量カップは200mLのものである。水は200gに相当する。

　計量スプーンまたはさじ：すり切り棒などで表面を平らにすり切った量である。大さじ＝15mL，水15g。小さじ＝5mL，水5g。大さじは小さじの3倍であるが，重さの測定値の四捨五入のため，必ずしも3倍でない食品もある。しかし，そのような食品でも大さじは小さじの3倍としてもよい。

　少々とひとつまみ：少々とは，親指と人さし指の2本の指先で軽くつまんだ量である。ひとつまみとは，親指，人さし指，中指の3本の指先で軽くつまんだ量である。

あ

アイスクリーム：計量カップ175g。

青のり：大さじ2.5g，小さじ1g。

あさつき（刻み）：大さじ6g。「ねぎ」も見ること。

あさり（殻つき）：計量カップ200g。

油：「油脂」を見ること。

油揚げ（薄揚げ）

　　7cm×7cm：15g。

　　15cm×8cm：20g。

　　25cm×10cm：120g。

厚揚げ：「生揚げ」を見ること。

いちごジャム：大さじ21g，小さじ7g。

いか・生：「刺身盛り合わせ」を見ること。

いか塩辛：大さじ20g，小さじ7g。

イクラ：大さじ17g，小さじ 6 g。

いわし：「焼き魚」を見ること。

インスタントコーヒー（粉末）：計量カップ40g。大さじ 3 g，小さじ 1 g。

うどん（ゆで）（資料 5 「料理写真集」20ページ）：220g。

うなぎ：「焼き魚」を見ること。

うに（練りうに）：大さじ16g，小さじ 5 g。

枝豆（ゆで）（資料 5 「料理写真集」72ページ）：計量カップ140g。

えび（海老）（資料 5 「料理写真集」57，60ページ）：しばえび（皮をむく前 1 尾 8 g） 4 g，うしえ
　　び（ブラックタイガー。 1 尾35g）15g，くるまえび（ 1 尾35g）15g，大正えび（ 1 尾50g）25g。

おむすび（おにぎり）（資料 5 「料理写真集」 8 ， 9 ページ）：コンビニエンスストアで売っている
　　物：めしのみで100g。中に入っている具材は以下の通りである。

　　明太子：10g。

　　梅干し： 5 g。

　　削りかつお： 2 g。

　　焼き鮭：10g，大きめ15g。

オリーブ（スタッフドオリーブ）： 1 個 3 g。

か

かき（果物）：L 1 個240g（正味218g），M 1 個200g（正味182g），S 1 個180g（正味164g）。

かき（貝）・養殖または天然物（生）： 1 個15g。

かずのこ（塩蔵，水もどし。10cm×2cm）：10g。

かたくり粉（じゃがいもでんぷん粉）計量カップ130g。

カツオ（たたき）：「刺身盛り合わせ」を見ること。

かつお削り節：計量カップ10g。

かます：「焼き魚」を見ること。

かまぼこ：（厚さ 1 cm 2 枚）35g。

　　笹かまぼこ： 1 枚60g。

　　カニ風味かまぼこ：（長さ 6 cm）20g。

からし粉：大さじ 6 g，小さじ 2 g。

　　練りからし：小さじ 6 g。

かれい：「焼き魚」を見ること。

カレー粉：計量カップ80g。大さじ 6 g，小さじ 2 g。

カレーライス（資料 5 「料理写真集」12ページ）

　　めし：200g。

　　カレー部分：250g。

乾燥パン粉：計量カップ40g。

キャベツ（1個1.2kgのもの）：1枚50g。
牛乳：「乳製品」も見ること。
　加工乳（低脂肪）：計量カップ210g。
　加工乳（濃厚）：計量カップ210g。
　普通牛乳：計量カップ205g。
ぎょうざ（冷凍）（資料5「料理写真集」38ページ）：1個20g。
きゅうり（長さ20cm。1本）：100g，正味100g。
ぎんなん：殻つき1粒2g，正味1.5g。

グリーンピース：計量カップ130g。

鶏卵：殻つき64〜70g，　L：正味57g。
　　　　58〜64g，　M：正味55g（卵黄17g，卵白38g）。
　　　　48〜52g，　S：正味42g。

紅茶（茶葉）：計量カップ60g。大さじ6g，小さじ2g。
ココア（粉末）：計量カップ90g。大さじ6g，小さじ2g。
　ミルクココア（粉末）：大さじ6g，小さじ2g。
ごぼう巻：（7cm）40g。
ごま：計量カップ130g。大さじ9g，小さじ3g。
小麦粉（薄力粉）：計量カップ110g。大さじ9g，小さじ3g。
こめ：「めし」も見ること。
　精白米：計量カップ160g。
コロッケ：「ポテトコロッケ」を見ること。
コーンスターチ：計量カップ100g。
昆布茶（粉末）：計量カップ90g。大さじ6g，小さじ2g。
　削り昆布：大さじ10g。

さ

サーモン（スモーク。うす切）：1枚20g。
魚：「焼き魚」を見ること。
さくらえび（素干し）：計量カップ30g。大さじ4g。
さくらんぼ5個：正味30g。
刺身盛り合わせ（資料5「料理写真集」44ページ）：1切れ当たり，まぐろ（赤身）13g，はまち
　13g，カツオのたたき11g，しめさば7g，いかは全部で15g。帆立貝貝柱正味1個25g，とりがい
　長さ8cm1枚5g。

さつま揚（資料5「料理写真集」63ページ）：60g。

砂糖

グラニュー糖：計量カップ180g。大さじ12g，小さじ4g。

ざらめ：計量カップ200g。大さじ15g，小さじ5g。

上白糖：計量カップ130g。大さじ9g，小さじ3g。

サニーレタス：1枚20g。

さば：「焼き魚」，「刺身盛り合わせ」を見ること。

サラダ菜：大1枚10g。

サンドウィッチ

ミックスサンド（資料5「料理写真集」19ページ）：140g。

さんま：「焼き魚」を見ること。

塩：「食塩」を見ること。

ししとうがらし（長さ5cm。3本12g）：3本正味10g。

しじみ（殻つき）小粒：計量カップ230g。

しじみ（殻つき）大粒：計量カップ210g。

ししゃも：「焼き魚」を見ること。

しめさば：「刺身盛り合わせ」を見ること。

しゅうまい（冷凍）（資料5「料理写真集」40ページ）：1個15g。

しょうが（すりおろし）：大さじ17g，小さじ6g。

しょうが（みじん切り）：大さじ8g，小さじ3g。

しょうゆ：計量カップ235g。大さじ18g，小さじ6g。

食塩：計量カップ240g。大さじ18g，小さじ6g。少々0.7g（小さじ1/8）としておく。ひとつまみ
1.2g（小さじ1/5）としておく。

精製塩：計量カップ180g。大さじ18g，小さじ6g。

天然塩・並塩・疎塩：計量カップ180g。大さじ15g，小さじ5g。

しらす干し（関東-微乾燥品）：大さじ7g。

しらす干し（関西-半乾燥品）：大さじ5g。

助六寿司（資料5「料理写真集」11ページ）

めし：かんぴょう巻1個15g，いなり寿司30g，ふと巻20g。

酢：大さじ15g，小さじ5g。

スパゲッティ（ゆで）（資料5「料理写真集」22ページ）：210g。

スパゲッティミートソース460g：スパゲッティ（ゆで）：250g。

清酒：計量カップ200g。大さじ15g，小さじ5g。

せん茶（茶葉）：計量カップ90g。大さじ6g，小さじ2g。

ソース

ウスターソース：計量カップ240g。大さじ17g，小さじ6g。

中濃ソース：計量カップ240g。大さじ17g，小さじ 6 g。

濃厚ソース：計量カップ240g。大さじ17g，小さじ 6 g。

ソーセージ（調理前のもの） 1 個

フランクフルト：50g。

ホットドッグ用：40g。

ウインナー：15g。

そば（ゆで）（資料 5 「料理写真集」21ページ）：220g。

天ぷらそば300g，つゆ400mL：そば（ゆで）180g。

た

だいこん（直径 8 cm・長さ10cm）：300g。

だいこんおろし：「カップのスケール」マグカップ②③の目盛 4 ，計量カップ200g。大さじ18g，
小さじ 6 g。

たまご：「鶏卵」（けいらん）を見ること。

たまねぎのみじん切り：大さじ（15mL） 1 杯10g，小さじ 1 杯 3 g。

たらこ： 1 腹45g。

チーズ

カテージチーズ：大さじ15g，小さじ 5 g。

クリームチーズ：大さじ15g，小さじ 5 g。

粉チーズ：計量カップ90g。

ちくわ・焼き： 1 本90g。

チャーハン，ピラフ（資料 5 「料理写真集」13ページ）：全体300g。

つみれ： 1 個10g。

でんぶ：大さじ 6 g，小さじ 2 g。

とうがらし（青とうがらし。長さ10cm。 3 本25g）： 3 本正味20g。

とうふ（木綿，絹ごし）： 1 丁270g。

とうもろこし（ 1 本350g）：正味175g。

トマトケチャップ：計量カップ230g。大さじ15g，小さじ 5 g。

トマトピューレ：計量カップ210g。大さじ15g，小さじ 5 g。

ドレッシング

ノンオイルドレッシング：大さじ15g，小さじ5g。

分離ドレッシング：大さじ17g，小さじ6g。

とり：「にわとり」，「焼き鳥」を見ること。

とりがい：「刺身盛り合わせ」を見ること。

な

生揚げ：1枚135g。

なめこ：計量カップ150g。

にがうり（長さ30cm）：1本130g 正味110g。

にぎり寿司（資料5「料理写真集」10ページ）

めし：にぎり1貫20g，軍艦1貫10g。

具（ネタ）：魚一つ10g。甘えび，うに，こはだ，つぶ貝など5g。帆立貝の貝柱のみ1個25g。

スモークサーモン（うす切）1枚20g。

煮魚：「焼き魚」を見ること。

日本酒：計量カップ200g。大さじ15g，小さじ5g。

乳製品：「牛乳」も見ること。

コーヒーホワイトナー粉末状：大さじ5g，小さじ2g。

脱脂粉乳：計量カプ90g。大さじ6g，小さじ2g。

生クリーム：大さじ15g，小さじ5g。

乳飲料コーヒー：計量カップ210g。

乳飲料フルーツ：計量カップ210g。

乳酸菌飲料乳製品：計量カップ215g。

乳酸菌飲料殺菌乳飲料：計量カップ250g。

乳酸菌飲料非乳製品：計量カップ215g。

ミルクココア（粉末）：大さじ6g，小さじ2g。

ヨーグルトドリンク：計量カップ215g。

にわとり：「焼き鳥」は別に掲載している。鶏肉も見ること。

鶏もも（皮・骨付き，生）：1本45g，正味30g。

鶏手羽（皮・骨付き，生）：1本45g，正味25g。

にんじん（直径4cm・長さ10cm）：100g。

にんにく（みじん切り）：大さじ10g，小さじ4g。

ねぎ：「あさつき」も見ること。

こねぎ（小口切り）：大さじ9g，小さじ3g。

根深ねぎ（長さ10cm）：25g。

根深ねぎ（みじん切り）：大さじ8g，小さじ3g。

のり（干しのり，あまのり）：全型1枚3g。

のり佃煮：大さじ20g，小さじ7g。

は

パセリ（みじん切り）：大さじ3g，小さじ1g。

はちみつ：大さじ21g，小さじ7g。

はまち：「刺身盛り合わせ」を見ること。

ふ（麩）

小町ふ：1g。

観世ふ：1g。

車ふ：6g。

もちふ：1g。

すき焼きふ：2g。

板ふ（庄内ふ。20cm×5cm）：16g。

竹輪ふ：100g（1本）。

白菜（1株3kg）：1枚100g。

バター：計量カップ180g。大さじ12g，小さじ4g。

ハム（ボンレスハム。厚さ2mm）：20g。

ハンバーグ（資料5「料理写真集」35ページ）：大1個125g，小1個40g。

パン

クロワッサン：小1個20g，中1個30g，大1個50g。

食パン：4枚切1枚90g，5枚切1枚60g，6枚切1枚60g，8枚切1枚45g，10枚切1枚35g，12枚切1枚30g。

食パン・みみなし：6枚切1枚40g，12枚切1枚20g。

ミックスサンド250g：食パン95g。

かつサンド250g：食パン80g。

フランスパン（厚さ6cm）：1個50g。

ロールパン：1個30g。

はんぺん：1枚100g。

ピーナツバター：大さじ17g，小さじ6g。

ピーマン（赤，黄。1個150g）：正味135g。

ピラフ（チャーハン）（資料5「料理写真集」13ページ）：全体300g。

ぶどう
　干しぶどう：計量カップ160g。
ぶり：「焼き魚」を見ること。
ふりかけ：大さじ6g，小さじ2g。

びわ（1個45g）：1個正味30g。

ベーコンうす切（25cm）：1枚20g。

ポテトコロッケ：市販品の多くは，横6cm×縦9cm×厚さ2cm程度の楕円形（70g）である。

ま

マカロニ：「食品成分表」では，スパゲッティと区別されていない。「スパゲッティ」を見ること。
まぐろ：「刺身盛り合わせ」を見ること。
抹茶（粉末）：大さじ6g，小さじ2g。
ママレード：大さじ21g，小さじ7g。
マヨネーズ：計量カップ190g。大さじ12g，小さじ4g。

みそ：計量カップ230g。大さじ18g，小さじ6g。
みりん：計量カップ230g。大さじ18g，小さじ6g。
みりん風調味料：大さじ19g，小さじ6g。

むき海老（芝えび）：計量カップ150g，1尾5g。

めし：米も見ること。
　茶わんに軽く1杯（資料5「料理写真集」めし②，2ページ）：めし150g。
　うな重450g：300g。
　親子どんぶり500g：300g。
　カレーライス550g：めし250g。
　ちらし寿司465g：めし270g。
めざし：「焼き魚」を見ること。

もずく（塩蔵，塩抜き）：計量カップ200g。

資料6

や

焼き魚（資料5「料理写真集」46〜52ページ）：資料5「料理写真集」には，標準的な大きさの1尾丸ごとの魚が示されている。先ず，「食事調査」の写真と資料5「料理写真集」の写真とを比較して，1尾まるごとの大きさと重さ（目安量）を推測し，その後，廃棄率で換算して，摂取される魚の重さを推測する（第Ⅵ章72ページ）。資料4（145〜146ページ）には，1尾丸ごとの重さと廃棄率，換算した重さ（正味）を記載している。

まあじ・焼き75g，まあじ・開き干し・焼き40g，塩さば80g（焼く前の重さ），さんま・焼き130g，しろさけ・焼き60g，ししゃも・生干し・焼き1尾10g（生干しししゃも15cm1尾25g），ぶり・成魚・焼き（切り身）80g，うなぎ・かば焼80g。

めざし大2尾分正味35g，かます（干し。身の長さ18cm，全長29cm）1尾分正味70g，干しかれい1尾分正味60g。

焼きそば（資料5「料理写真集」25ページ）：蒸し中華めん180g。

焼き鳥（資料5「料理写真集」42ページ）：鶏肉，にわとりも見ること。

ねぎまき（若鶏・皮つき・生）1個8g，根深ねぎ1個3.5g。

つくね（鶏・ひき肉・生）1個20g。

鶏皮（鶏・皮・生）1串分55g（1個ではない！）。

鶏もも（若鶏・皮つき・生）1個13g。

鶏レバー（鶏・肝臓・生）1串分35g（1個ではない！）。

油脂：計量カップ180g。大さじ12g，小さじ4g。

ら

ラード：計量カップ170g。大さじ12g，小さじ4g。

ラーメン（資料5「料理写真集」23ページ）：中華めん（ゆで）200g。

ラーメン300g，つゆ400mL：中華めん（ゆで）220g。

らっきょう（3粒）：25g。

レモン汁：大さじ15g，小さじ5g。

ローストビーフ（資料5「料理写真集」34ページ）：1枚15g。

わ

ワイン：計量カップ200g。大さじ15g，小さじ5g。

わさび粉：大さじ6g，小さじ2g。

練りわさび：小さじ6g。

和風だしの素（顆粒風味調味料）：小さじ3g。

出典：①「資料4」，「資料5」
　　　②文部科学省科学技術・学術審議会資源調査分科会編「日本食品標準成分表2015年版（七訂）」全国官報販売協同組合，2015
　　　③女子栄養大学出版部「調理のためのベーシックデータ　第4版」女子栄養大学出版部，2013
　　　④独立行政法人　国立健康・栄養研究所「栄養摂取状況調査のための標準的図版ツール（2009年版）」に基づく重量目安量（2009年版），2013年改訂
　　　　略称＝「栄研図版ツール・重さ」
　　　　http://www.nibiohn.go.jp/eiken/chosa/pdf/jyuryomeyasuhyo2009_2013ver.pdf

資料6

付表）目安量

食品群	食品名	目安単位	目安重量(g)
1 穀類	米	1合(180cc)	150
	めし(精白米)	子ども茶碗1杯	100
		中茶碗1杯	140
		大茶碗1杯	230
		どんぶり1杯	250
	おにぎり(うるち米製品)	1個	100
	焼おにぎり(うるち米製品)	1個(小)	50
		1個(中)	80
	もち(丸直径5.5cm)	1個	40
	もち(角7×4×1.5cm)	1個	50
	きりたんぽ	1個(中)	80
	コーンフレーク	1食分	40
	車麸	1個	6
	小町麸	1個	0.4
	食パン	1斤	360
		10枚切り1枚	35
		8枚切り1枚	45
		6枚切り1枚	60
		4枚切り1枚	90
	ロールパン	1個	30
	クロワッサン	1個	40
	ぎょうざ皮(直径8cm)	1枚	6
	ぎょうざ皮大判(直径10cm)	1枚	9.5
	春巻き皮(19×19cm)	1枚	15
	春巻き皮ミニ(15×15cm)	1枚	7.5
	シュウマイ皮(7×7cm)	1枚	3
	ビーフン(うるち米製品)	1人分	50
	うどん(ゆで)	1玉	230
	冷凍ゆでうどん	1玉	200
	干しうどん(乾)	1人分	80～100
	そうめん・ひやむぎ(乾)	1人分	80～100
	そうめん(乾)	1束	50
	そば(ゆで)	1玉	200
	干しそば(乾)	1人分	80～100
	中華麺(生)	1玉	120
	中華蒸し麺	1玉	150
	即席中華めん	1玉	90
	即席中華めん(油揚げ味付け)	1袋	100
	カップめん・ミニ	1個	40
	カップめん・ヌードルタイプ	1個	80
	カップめん・丼型タイプ	1個	90
	カップめん・焼きそば	1個	120
	カップめん・焼きそば大盛り	1個	170
	スパゲッティ	1袋	1000
		1袋	500
		1袋	300
	ゆでスパゲッティ	1袋	600
		1袋	400
		1袋	200
2 いも及びでん粉類	こんにゃく	1枚	250
	しらたき	1玉	200
	えびいも(八つ頭と同品種)	M1個	250
	さつまいも	L1個	300
		M1個	200
		S1個	100
	里いも	L1個	70
		M1個	40
		S1個	20
	じゃがいも	L1個	200

食品群	食品名	目安単位	目安重量(g)
2 いも及びでん粉類	じゃがいも	M1個	150
		S1個	100
	セレベス(八つ頭と同品種)	L1個	80
		M1個	50
		S1個	30
	長いも	L1個	1000
		M1個	800
		S1個	600
	八つ頭	L1個	800
		M1個	500
		S1個	300
4 豆類	あずき(乾)	1カップ	160
	いんげんまめ・うずら豆煮豆	1粒	2
	大豆(乾)	1カップ	150
	豆腐	1丁	300
	焼き豆腐	1丁	300
	生揚げ(厚揚げ)	1枚	200
	油揚げ	1枚	30
	油揚げ手揚げ(厚め)	1枚	45
	油揚げ関西風	1枚	120
	がんもどき	1個(直径8cm)	100
	凍り豆腐(乾)	1個	16
		ミニ1個	4
	干し湯葉	1枚	4.5
	納豆	1パック	50
	添付納豆たれ	1袋	5
	納豆小パック	1カップ	30
	添付納豆たれ	1袋	4
5 種実類	ぎんなん	1個	3
	栗	1個	13
	栗甘露煮	大1個	20
		中1個	15
	甘栗	1個	5
	バターピーナッツ	10粒	9
6 野菜類漬物	梅干し	大1個	25
		中1個	13
		小1個	3
	しろうり(奈良漬)	1切れ	6
	大根(たくあん)	1切れ	10
		1切れ	6
	大根(ぬかみそ漬け)	1切れ	8
	大根(守口漬け)	1切れ	5
	らっきょう(甘酢漬け)	大1個	10
		中1個	5
		小1個	2
	わさび漬け	大さじ1	16
6 野菜類	あさつき	1本	5
	アスパラガス	1束(3～10本)	150
		1本(太)	30
		1本(細)	20
	ホワイトアスパラガス缶詰	1缶	160
		L1本	25
		M1本	12
		S1本	7
	さやいんげん	1パック	150
		1さや	7
	うど	1本	250
	山うど	1本	170
	枝豆	枝つき1束	500

163

食品群	食品名	目安単位	目安重量(g)
6 野菜類	枝豆	1袋（枝無し）	250
		1さや	3
	さやえんどう	1さや	2
	グリンピース（さやつき）	1さや	8
	冷凍グリンピース	大さじ1	14
		小さじ1	5
		10粒	4
	オクラ	1ネット（8～12本）	100
7 果実類	オリーブピクルス（スタッフド）	1個	3
	うんしゅうみかん缶詰	大1缶	234
		小1缶	170
		1ケ	4～8
	パインアップル缶詰	1切れ	35
	もも缶詰（白桃）	1/2割1個	50
	もも缶詰（黄桃）	1/2割1個	40
	干し柿	1個	40
	ドライプルーン	1個	8
	干しぶどう	1カップ	160
		大さじ1	12
	ゆず（全果）	1個	70
	レモン（全果）	1個	120
	レモン（果汁）	大さじ1	15
	いちご	L 1個	11
		M 1個	9
		S 1個	7
	いちじく	L 1個	100
		M 1個	75
	柿	L 1個	240
		M 1個	200
		S 1個	180
	キウイフルーツ	1個	120
	さくらんぼ（国産）	1個	6
	アメリカンチェリー	1個	8
	ざくろ	1個	150
	すいか	L 1個	6000
		M 1個	5000
		S 1個	4000
	こだますいか	L 1個	2000
		M 1個	1500
	すもも	1個	40
	なし	L 1個	300
		M 1個	250
	なし（新高）	1個	600
	洋なし	M 1個	180
	ネクタリン	1個	180
	パインアップル	1個	2000
	バナナ	L 1本（20cm）	230
		M 1本（18cm）	195
		S 1本（15cm）	140
	パパイア	1個	250
	びわ（生）	1個	50
	巨峰	1房	300
		1粒	10
	デラウエア	1房	110
	マスカット	1房	300
	マスクメロン	1個	1000
	プリンスメロン	1個	550
	もも	L 1個	250
		M 1個	200
	りんご（陸奥・北斗等）	L 1個	600

食品群	食品名	目安単位	目安重量(g)
7 果実類	りんご（陸奥・北斗等）	M 1個	450
		S 1個	300
	りんご（つがる・ふじ・王林）	L 1個	350
		M 1個	280
		S 1個	200
	いよかん	1個	250
	うんしゅうみかん 果皮	L 1個	135
		M 1個	110
		S 1個	60
	うんしゅうみかん 果皮及びじょうのう膜	L 1個	135
		M 1個	110
		S 1個	60
	バレンシアオレンジ	1個	190
	きんかん	1個	10
	グレープフルーツ	1個	450
	夏みかん	1個	300
	はっさく	1個	250
8 きのこ類	乾燥きくらげ	1個	1
	干ししいたけ	1個	2
	えのきたけ	1袋	100
	しいたけ（生）柄の基部（いしづき）	1袋（トレー）	100
		L 1個	17
		M 1個	13
	しいたけ（生）柄全体	1袋（トレー）	100
		L 1個	17
		M 1個	13
	しめじ（ぶなしめじ）	大1パック	200
		小1パック	100
	なめこ	1袋	100
	ひらたけ	1パック	100
	まいたけ	1パック	100
	マッシュルーム（生）	1パック	100
		L 1個	15
		M 1個	10
	マッシュルーム（水煮缶詰）	大1個	10
	まつたけ	中1個	30
9 藻類	青のり	大さじ1	2.5
	焼きのり	1枚	3
	味付けのり	1袋（12切5枚）	1.5
		1袋（8切8枚）	3
	削り昆布	大さじ1	10
	カットわかめ	小さじ1	1
	角寒天	1本（25cm）	8
	のり佃煮	大さじ1	20
		小さじ1	7
	ところてん ところてんたれ	1パック（1人前）	150
		1パック（1人前）	18
	味付きもずく	1パック（1人前）	70
10 魚介類	あこうだい	1切れ（切り身）	80
	あじ	1尾（中）	120
	あじ開き干し	1枚（中）	120
	いさき	1尾（中）	250
	いぼだい	1尾	120
	めざし	1尾	15
	しらす干し（微乾燥品）	大さじ1	7
	しらす干し（半乾燥品）	大さじ1	5
	たたみいわし	1枚（10×13cm）	5
	うなぎかば焼	1人前	100
	干しかれい	1枚（25cm）	140
	塩ざけ	1切れ（切り身）	80～100

資料6

*比重考慮

食品群	食品名	目安単位	目安重量(g)
10 魚介類	イクラ	大さじ1	17
	さんま	1尾	140
	ししゃも生干し	1尾	15〜20
	たらこ	1腹(9cm)	100
	でんぶ	大さじ1	6
	かずのこ・塩蔵(水戻し)	1本	10
	あさり(殻付き)	大1個	12
	あさり(殻付き)	中1個	8
	しじみ(殻付き)	1カップ	208
	しじみ(殻付き)	1個	3
	かき	むきみ1個	15〜20
	はまぐり	1個(殻付き)	50〜150
	あまえび	1尾(正味)	3〜5
	いせえび	1尾(殻付き・中)	200〜300
	くるまえび	1尾(有頭・大)	70
	くるまえび	1尾(有頭・小)	25
	さくらえび(素干し)	大さじ1	4
	大正えび	1尾(有頭・大)	60
	大正えび	1尾(無頭・小)	20
	芝えび	1尾(有頭)	8〜10
	ブラックタイガー	1尾(有頭・大)	70
	かつお削り節	大1袋	5
	かつお削り節	小1袋	3
	鮭水煮缶詰	大1缶	180
	鮭水煮缶詰	小1缶	90
	ツナ缶	大1缶	165
	ツナ缶	小1缶	80
	かに風味かまぼこ	1本	15
	かまぼこ	1本	145
	竹輪	大1本	95
	竹輪	中1本	30
	だて巻	1切れ(2cm)	30
	つみれ	1個	20
	はんぺん	大1枚	120
	はんぺん	小1枚	60
	魚肉ソーセージ	大1本	90
	魚肉ソーセージ	小1本	14
11 肉類	ロースハム	1枚	20
	ロースハム	超薄切り1枚	10
	ベーコン	1枚	17
	ウインナーソーセージ	大1本	40
	ウインナーソーセージ	中1本	20
	ウインナーソーセージ	小1本	9
	フランクフルトソーセージ	1本	60
	コンビーフ	1缶	100
	鶏・ささ身	1本	45
	鶏・手羽先(ウィング)	1本	55
	鶏・手羽元	1本	50
	鶏・もも(ドラムスティック)	1本	70
	粉ゼラチン	カップ1	130
	粉ゼラチン	大さじ1	9
	粉ゼラチン	小さじ1	3
12 卵類	鶏卵(全卵)	L1個	65
	鶏卵(全卵)	M1個	50
	鶏卵(卵黄)	1個	17
	鶏卵(卵白)	1個	28
	鶏卵水煮缶詰	1個	35
	うずら卵	1個	15
	うずら卵水煮缶詰	1個	8
	ピータン(あひる卵)	1個	65

食品群	食品名	目安単位	目安重量(g)
13 乳類	普通牛乳	1L	*1030
	普通牛乳	500mL	*515
	普通牛乳	200mL	*206
	普通牛乳	大さじ1杯	15
	普通牛乳	小さじ1杯	5
	加工乳濃厚	200mL	*208
	加工乳低脂肪	200mL	*208
	脱脂乳	200mL	*208
	乳飲料コーヒー	200mL	*210
	乳飲料フルーツ	200mL	*210
	脱脂粉乳	カップ1杯	90
	脱脂粉乳	大さじ1杯	6
	脱脂粉乳	小さじ1杯	2
	生クリーム	カップ1杯	*210
	生クリーム	大さじ1杯	15
	生クリーム	小さじ1杯	5
	コーヒーホワイトナー液状	カップ入り1個	5
	コーヒーホワイトナー液状	カップ入り小1個	3
	コーヒーホワイトナー粉末	大さじ1	5
	コーヒーホワイトナー粉末	小さじ1	1
	コーヒーホワイトナー粉末	ティースプーン山盛り1	2
	ヨーグルト(全脂無糖)	大1個	500
	ヨーグルト(加糖)	ミニカップ1個	70
	ヨーグルト(加糖)	カップ1個	100
	ヨーグルト(加糖)	カップ1個	130
	ヨーグルトドリンク	240mL(紙パック細長タイプ)	*259
	ヨーグルトドリンク	125mL	*135
	乳酸菌飲料(乳製品)	65mL	*70
	乳酸菌飲料(非乳製品)	200mL(紙パック普通)	*216
	乳酸菌飲料(非乳製品)	100mL(紙パック小)	*108
	乳酸菌飲料(非乳製品)	80mL	*86
	乳酸菌飲料殺菌乳製品	100mL	*124
	粉チーズ(パルメザンチーズ)	カップ1杯	90
	粉チーズ(パルメザンチーズ)	大さじ1杯	6
	粉チーズ(パルメザンチーズ)	小さじ1杯	2
	プロセスチーズ	6Pチーズ1個	25
	プロセスチーズ	スライス1枚	18
	アイスクリーム	カップ1個(120mL)	*105
	アイスクリーム	ミニカップ1個	62
	ラクトアイス	カップ1個	80
	ラクトアイス	バータイプ普通1個	90
	ラクトアイス	バータイプ小1個	50
	アイスキャンデー	バータイプ普通1個	50
	アイスキャンデー	バータイプ小1個	30
15 菓子類	キャンデー	1個	3〜5
	キャラメル	1個	5
	チョコレートミルク(板チョコ)	1枚	50
	アーモンド入りチョコレート	1粒	5
	アップルパイ	1個	75
	あんパン	1個	100
	あんパン	小1個	65
	あんパン	ミニ1個	35
	クリームパン	1個	60
	クリームパン	ミニ1個	35
	ジャムパン	1個	100
	チョココロネ	1個	80
	デニッシュペストリー	1個	50〜100
	スナック(小麦粉あられ)	1袋	90
	スナック(小麦粉あられ)	小1袋	25
	スナック(コーン系)	1袋	80

食品群	食品名	目安単位	目安重量 (g)
	ポテトチップス	1袋	90
	ウエハース	1枚	2.5
	ビスケット（ハード）	1枚	6
	ビスケット（ソフト）	1枚	10
	中華風クッキー	1枚	40
	クラッカー（オイルスプレー）	1枚	3.3
	クラッカー（ソーダ）	1枚	6
	パフパイ	1枚（長）	14
		1枚（短）	6
	プレッツェル	1箱	90
		1本	1.5
	衛生ボーロ	10粒	5
	マロングラッセ	1個	20
	カステラ	1切れ	50
	ショートケーキ	特大1切れ	140
		大1切れ	100
		1切れ	85
	マドレーヌ（バターケーキ）	1個	25
	シュークリーム	1個	70〜100
		小1個	35
	イーストドーナッツ	1個	65
	ケーキドーナッツ	1個	60
	カスタードプリン	1個	130
		小1個	90
	ゼリー・オレンジ	1個	100
	ゼリー・コーヒー	1個	100
15	ゼリー・ミルク	1個	130
菓子類	ゼリー・ワイン	1個	80
	ワッフル・カスタード	1個	50
	ワッフル・ジャム	1個	40
	南部煎餅・ごま	1枚	10〜15
	南部煎餅・ピーナツ	1枚	10〜15
	八つ橋	1枚	5
	揚げせんべい	1枚	12
	塩せんべい	大1枚	24
	薄焼きせんべい	1枚	1.7
	今川焼き	1個	90
	たい焼き	1個	100
	かしわもち	1個	80
	草もち	1個	50
	桜餅関東	1個	50
	桜餅関西	1個	50
	大福もち	1個	100
	くし団子あん	1本	80
	くし団子しょうゆ	1本	80
	どらやき	1個	80
	あん入り生八つ橋	1個	25
	ねりきり	1個	45
	蒸しまんじゅう	1個	45
	あんまん	大1個	150
		1個	100
	肉まん	大1個	150
		1個	100
	練りようかん	1切れ	50
	水ようかん（缶詰）	1個	80
16	日本酒	1合	180
し好飲料類	ビール	小缶（135mL）	＊136
		小缶（250mL）	＊253
		普通缶（350mL）	＊354
		大缶（500mL）	＊505

食品群	食品名	目安単位	目安重量 (g)
	ビール	大瓶1本（633mL）	＊639
		大ジョッキ1杯（500mL）	＊505
		中ジョッキ1杯（400mL）	＊404
		小ジョッキ1杯（250mL）	＊253
	ワイン	ワイングラス1杯	80
	ウイスキー	シングル1杯	＊29
		100mL	＊95.2
	焼酎	100mL（35度）	＊95.8
		100mL（25度）	＊97.0
	抹茶（粉末）	カップ1杯	110
		大さじ1杯	6
		小さじ1杯	2
	昆布茶（粉末）	ティースプーン1杯	4
		小さじ1杯	2
16	インスタントコーヒー（粉末）	大さじ1杯	3
し好飲料類		ティースプーン山盛り1杯	2
		小さじ1杯	1
	ココア（粉末）	カップ1杯	90
		大さじ1杯	6
		小さじ1杯	2
	ミルクココア（粉末）	大さじ1杯	6
		ティースプーン山盛り1杯	4
		小さじ1杯	2
		ティースプーン1杯	2
	その他の缶飲料	500mL缶	500
		350mL缶	350
		250mL缶	250
		195mL缶	195
		165mL缶	165
	ペットボトル飲料	500mL	500
		350mL	350
	本みりん	100mL	＊117
	本直しみりん	100mL	＊103
	みりん風調味料	100mL	＊126

資料6

食品群	食品名	小さじ1 目安重量(g)	大さじ1 目安重量(g)	目安(重量：g)
調味料・油脂・砂糖類	上白糖	3	9	1つまみ(0.2)
	グラニュー糖	4	12	スティック1本(6)
				スティック1本(3)
	ざらめ	5	15	
	角砂糖			1個(4～5)
	水あめ	7	21	
	はちみつ	7	21	
	ジャム	7	21	
	マーマレード	7	21	
	油	4	12	
	バター	4	12	
	マーガリン(ソフトタイプ)	4		
	マーガリン(ファットスプレッド)	5		
	ラード	4	12	
	ショートニング	4	12	
	ワイン	5	15	
	酒	5	15	1合(180)
	みりん	6	18	
	みりん風調味料	6	19	
	しょうゆ	6	18	1かけ(3～5)
				小袋5mL(6)
	食塩	6	18	1つまみ(0.5～1.5)
				1ふり(0.1～1)
	精製塩	6	18	1つまみ(0.5～1.5)
				1ふり(0.1～1)
	天然塩・並塩《粗塩》	5	15	
	みそ	6	18	
	酢	5	15	
	ウスターソース	6	17	1かけ(5)
	中濃ソース	6	17	
	濃厚ソース	6	17	
	トマトピューレ	5	15	
	トマトケチャップ	5	15	1かけ(6)
				スティック1本(12)
	マヨネーズ	4	12	1かけ(5)
				スティック1本(12)
	分離型ドレッシング	6	17	
	ノンオイルドレッシング	5	15	
	カレー粉	2	6	
	カレールウ			1皿分(20)
	マーボー豆腐の素			1袋(140)
	ミートソース			1缶(295)
	練りからし	6		
	練りわさび	6		
	顆粒風味調味料[和風だしの素]	3		1袋(9)
	固形コンソメ			1個(5)
	ガラスープの素(顆粒)	3	9	
	オートミール	2	6	
	小麦粉(薄力粉・強力粉)	3	9	
	生パン粉・パン粉	1	3	
	片栗粉(じゃがいもでんぷん)	3	9	
	コーンスターチ	2	6	
	上新粉	3	9	
	道明寺粉	4	12	
	ごま	3	9	
	練りごま	5	15	
	粉ゼラチン	3	9	
	ベーキングパウダー	4	12	

出典）厚生労働省「平成26年 国民健康・栄養調査」食品番号表より

参考文献：

1）佐藤和子『グラムの本』大塚製薬，1994

2）特定非営利活動法人日本栄養改善学会 監修『食事調査マニュアル 改訂3版』南山堂，2016

スマホ・携帯電話写真を用いた
「24時間食事思い出し法」マニュアル

2019 年 8 月 20 日　第一版第 1 刷発行

編 著 者　田中平三
著 　 者　旭久美子・髙橋東生
　　　　　髙橋博子・田中弘之
　　　　　原島恵美子・松下由実
　　　　　横山徹爾
発 行 者　宇野文博
発 行 所　株式会社　同文書院
　　　　　〒 112-0002
　　　　　東京都文京区小石川 5-24-3
　　　　　TEL （03）3812-7777
　　　　　FAX （03）3812-7792
　　　　　振替　00100-4-1316
DTP・印刷・製本　株式会社　新後閑

© Heizo Tanaka et al., 2019
Printed in Japan　ISBN978-4-8103-1491-5
●乱丁・落丁本はお取り替えいたします
●無断転載不可